INGREDIENTS

The Strange Chemistry of
What We Put in Us and on Us

喬治・翟登——著

George Zaidan

甘錫安——譯

INGREDIENTS

George Zaidan

獻給爸媽和茱莉亞：

不好意思

目　錄
Contents

我們每天放進身體的化學物質有成千上百種：水、芝多司、香菸、防曬乳、電子菸等等，真要列的話沒完沒了。這些東西和構成人體的化學物質互相反應之後，會怎麼樣？會不會如同我某個教授的名言說的，是「一團混亂」？如果是這樣，這團混亂會不會影響我們的健康？我開始尋找答案，結果發現的事令我十分驚奇⋯⋯

在本書第一部，我們會對加工食品極度擔憂，接著探討加工食品問世的原因。在第二部，我們將把眼光轉到加工食品以外，看看我們每天接觸的化學物質，從芝多司、防曬乳到香菸等。在第三部，我們將回頭探討這一章提到的可怕數字，同時提出疑問：科學界是怎麼得出這些數字的？最後我們將探討以上種種對於各人的意義。

第一部　為什麼會有這些成分？
Why Does This Stuff Even Exist?

1

加工食品對身體不好，對吧？⋯⋯⋯⋯⋯⋯⋯⋯⋯⋯⋯023
Processed Food Is Bad for You, Right?

「加工食品」常見的定義，是根據食物看起來的複雜程度，而這

可以歸納成兩點：這種食物有幾種成分，以及這些成分好不好念。化學家常嘲笑這個定義荒謬又愚蠢，但我覺得目前值得了解一下。平心而論，這個定義單純又清楚。然而直觀的「成分複雜度」標準或許可以用來在雜貨店裡比較產品，卻不適用於科學研究。

要提出能用於科學實驗的食物加工指數，很不容易。營養學家暨公共衛生研究者卡洛斯・蒙泰羅和研究團隊，提出了一套NOVA食物分類系統。NOVA系統分為四個類別，從「未加工或極低度加工食物」到「超高度加工食物」，這個系統和目前我們研究食物的方式差別很大。目前營養研究的重點大多是食物裡有什麼，NOVA的重點則是處理食物的方法。

2 有些植物想要毒死你 Plants Are Trying to Kill You

在海拔3600公尺的安地斯山上，有一片廣闊平坦的阿提普拉諾高原。這裡通常寒冷乾燥，陽光十分強烈，而且大氣比較稀薄，就像奶油塗在太多麵包上一樣。這兒的生活比較辛苦，但傳統社會已經在山上生活了幾千年。居民的主食是野生馬鈴薯，但是有個小問題：野生馬鈴薯大多毒性很強，它們含有多種毒素，攝取過多會導致「嚴重胃腸失調」。還好阿提普拉諾高原的原住民有神奇的解決方法：他們會朝地下挖掘兩、三公尺，尋找三種外觀、觸感和口味各異的特殊黏土，這三種黏土的作用完全相同——它們能像海綿一樣吸收毒素，讓人得以安心食用馬鈴薯。

為了消解危險食物的毒性而吃黏土或其他礦物，可以說是人類「加工」的第一步。我們運用方法改變自然界的某樣東西，再拿來食用或使用。加工就是改變物品的性質，以符合我們的需求。

歷史上有一段時間，人類殺了動植物後幾小時內就會吃掉它們。當時人類的競爭對象是鬣狗、禿鷹、蒼蠅和其他肉眼看得見的生物。但人類開始有了先殺好動植物，過幾天或幾星期再吃的想法後，競爭對象就變成人類和一大堆看不見的微生物。

保存食物原本是一項技藝，後來才成為一門科學。要保存食物一定得改變食物本身，必須足以阻止或減緩它的細胞內的生物活動，或使它不適合外來微生物居住，但又不能改變太多。想知道人類想出了哪些怪異或巧妙的方法來保存食物，只要造訪超級市場就行了。有些保存技術相當簡單，像是將新鮮蔬果放在低溫下，減緩分子活動以防止腐敗；有些技術複雜而且肉眼看不見，例如熱壓超音波……但現代賣場裡的食物採用的保存技術大多相當古老、起源不明，而且效果好得難以置信。

第二部　怎樣才算對身體不好？
How Bad Is Bad?

1950年代末和1960年代初，超過一百萬人加入美國公共衛生部主導的一項吸菸研究。該研究的子研究皆為前瞻性研究，它們都得出以下結論：吸菸者死於肺炎的機率比不吸菸者高出許多。但這代表吸菸導致肺癌嗎？菸草業多年來堅稱答案是「不一定」。他們說：香菸銷售量和肺癌確有平行關係，但絲襪銷售量和肺癌也有平行關係啊。意思是：兩個事物有關聯不一定

代表兩者有因果關係，很可能有其他解釋。

公共衛生部報告的作者其實並不知道吸菸「如何導致」肺癌，但鑑於大規模前瞻性研究指出的四大結論，以及當時肺癌死亡人數大幅增加，因此即使當時指出吸菸和肺癌有關的機制性證據不像現在這麼多，但有許多觀察證據，沒有可信的其他解釋，而且不說出來可能會造成極為嚴重的後果，因此公共衛生部長決心明確宣告吸菸會導致癌症。

我們是不是應該選擇 SPF 係數最高的防曬用品？2000 年代末，防曬用品製造廠商顯然是這麼想的：他們不斷爭相推出超高 SPF 係數的防曬用品。我通常選擇 SPF 係數最高的產品，但這個方法當然不適用於每個人。不選擇超高 SPF 係數產品也有很好的理由。使用 SPF 係數較低的產品，或許是促使我們記得補塗的好方法。

邏輯是這樣的：如果使用 SPF 110 億的防曬用品，我們可能會想，這個防曬乳很夠力，能完全防曬一整天，所以只要塗一次就好。可惜不是這樣的。任何防曬用品不論 SPF 係數多高，終會被海灘活動沖掉、被毛巾擦掉，或是被汗水稀釋。所以如果你準備曬一整天太陽，就必須補塗。但如果你只用 SPF 30 的防曬品，就不會覺得受到很強的保護，也因此一整天都會持續補塗。

第三部　芝多司到底可不可以吃？
Should You Eat That Cheeto or Not?

6

咖啡究竟能延年益壽？還是會危害健康？⋯⋯⋯⋯ 183
Is Coffee the Elixir of Life or the Blood of the Devil?

營養流行病學研究哪些食物會讓我們早點進墳墓，以及大多數與食物和健康有關的新聞標題來源。營養流行病學依據的大多是長期的前瞻性研究：找來一群人，問他們一大堆關於生活方式的問題，接著長期追蹤他們，記錄後來他們得了些什麼病。這些研究得到的結果是「關聯」（也稱為「相關」）。典型的營養流行病學研究可能會發現，（舉例來說）每天喝兩杯咖啡，與跌倒造成髖部骨折的風險增加30％有關。於是便出現了「少喝咖啡多走路可降低髖部骨折風險」這樣的新聞標題。多年下來，隨著完成越來越多營養流行病學研究，研究發現的關聯也逐漸增加。這些關聯有時彼此一致，有時完全不同。關聯在好和壞兩端來回擺盪，健康線記者跟著擺來擺去⋯⋯

7

關聯，或數學的葡萄 ⋯⋯⋯⋯⋯⋯⋯⋯⋯⋯⋯⋯⋯ 203
Associations, or the Grapes of Math

釐清兩件事物之間是否具備因果關聯時，會遭遇七大坑洞。首先得確定兩者間確實有關聯，這過程中會遇到其中五個坑洞：一是欺騙：科學家可能假造研究結果並且發表，還好這種狀況非常少見。二是基本數學錯誤：即使是經過同儕審查後發表的科學論文，也會有很基本的計算錯誤。三是程序錯誤：如果計畫或執行研究時出錯，就會搞砸整個研究。四是隨機性；隨機產生的結果有時看來相當真實。分辨某個關聯是否出自隨機性

是非常麻煩的，數學中有個分支稱為「推論統計學」，這個領域提供了許多工具，但目前最常用的是p值計算工具，可惜以p值決定關聯是否存在，其實非常不倫不類，這過程中也衍生了第五個坑洞：統計欺瞞，包括p值操作。

假設我們已經確定兩件事物之間確實有關聯，那麼接下來我們必須追問：這個關聯是因果關係嗎？隱藏因素造成的「確實但非因果性關聯」稱為「受干擾關聯」——這就是第六個坑洞。可惜的是，這類關聯通常很難發現。如果進行觀察研究，依據一個變項從書面上分組，就會同時以許多其他變項分組，這麼一來幾乎一定會產生至少一個受干擾關聯。坑洞七最為微妙，它是研究設計。比如為了檢驗超高度加工食物是否導致吃得更多和體重增加，我們必須確定兩種飲食之間唯一的差別是食物的加工程度。但在涵括所有飲食的研究中，要這麼做會困難得多。

閱聽關於食物和健康的新聞，就好像站在鐵達尼號的船頭，只不過前面沒有凱特・溫斯蕾。向下一看，你會突然發現水面上漂著一大塊冰。這塊冰是不是深入水面幾百公尺，警告我們前面可能有致命的冰山？或者只是一塊想推銷烤麵包機的冰塊？現在想像船隻前面有好幾百個、甚至幾千個冰塊，周圍有二十六個人，每個人都大喊要船轉向，避開他們自己的冰塊，因為那一塊真的是冰山！有時這些大喊的人是賣營養食品的部落

客，有時是誇大發現以便吸引珍貴點擊率的記者。有時候誇大的是科學機構，膨風新聞，好吸引主要媒體來源報導。科學家這麼做有時是為了取得終身職或出名，或者只是因為他們毫不懷疑自己的研究結果。當然，有時候他們眼前的真的是冰山，比如吸菸。

10 那我該怎麼做才好？
So What Do I Do?

超高度加工食物和死亡之間，是否真的有事實之橋，如同吸菸一樣？完全沒有。不過同樣的，美國衛生部長也沒有等到橋真正建好，就呼籲大眾戒菸了。如果你看過這本書列出的證據後，反應是小心駛得萬年船，那麼有很多人跟你一樣。畢竟沒有已知的風險和不吃芝多司（或任何超高度加工食物）有關，那何不就完全不吃呢？飲食建議大多說要避免吃加工食物。我得說我不同意這個基本論點，但是……可不可以拜託不要說加工食物是毒素？這樣對努力讓我們拉肚子或心跳停止的道地毒素實在太不敬了。我們說糖（甚至超高度加工食物）是毒素時，其實是在貶低毒素這個詞。沒有人會說糖果對人很好，但它絕對不是氰化物。

後記
Epilogue

為了解答寫這本書時碰到的問題，我先是讀了幾篇論文、訪問幾位科學家，接著讀了更多論文、訪問更多科學家。等我讀過一千篇論文（以及訪問過五十名科學家），我發現自己對世界的看法完全改變了。它讓我以全新而且更清楚的方式看待科學。

我知道這聽起來有點奇怪。畢竟我已經花了一本書的篇幅，告訴你們通往確實且具因果關聯的道路上，各種出乎意料的坑洞。但我最重要的收穫是：發現我們吃喝、吸入和塗抹的各種東西的真相，遠比表面看來困難得多。世界通常不像初級有機化學那樣，簡單純淨的化學反應產生簡單純淨的物質，反而比較像高等有機化學那樣，一團混亂。即使我們真的發現事實，事實有時也相當複雜。

1988 年，舊金山醫學中心的藍道夫・博德設計了實驗，研究向猶太－基督教的上帝禱告是否具有療效，並將結果發表在《南方醫學期刊》上。根據該篇論文的數字分析，接受禱告的一組，狀況確實比未接受禱告的一組好得多。

可以想見，許多科學家和宗教學者從科學、數學和神學等領域激動地質疑這個結果。這場騷動比現在的營養流行病學戰爭還要激烈，從幾封寄給期刊的信可以窺知其一二。批評這項研究的不只無神論的酸民，有信仰的科學家也不支持。我們先擱下眾多神學上的歧見，姑且相信禱告這種療法真能以科學方式研究，再來探討這個研究。我最欣賞科學的部分，是它有架構可以提出不同意見……

　　進入麻省理工學院就像進入霍格華茲學院。這裡有許多巫師，做的事跟魔法沒什麼差別。不過最神奇的是，我突然發現身處一群書呆子當中，而且自己也是其中一員，我也能施展魔法。當時臉書還沒問世，人們還視書呆子為可愛無害的人類。

　　我希望自己擁有葛萊分多學生的勇氣和莽撞，但我是個十足的雷文克勞學生：沉默、古怪、從來不惹是生非。其實我朋友常說我「對玩樂過敏」。平心而論，這句話確實沒錯。星期五晚上，我大多在房間裡做事。我好像從沒參加過派對。我刻意選擇主修化學，所以必須修三個學期的有機化學（通常暱稱為「有機」）。後來我擔任這門課的助教，還擔任兩次。所以沒錯，我確實對玩樂過敏。

　　初級有機化學最有趣的部分是製造分子，不過不是在實驗室製造，而是在紙上。老師告訴我們起始分子和要製造什麼分子（目標），像這樣：

原料：苯、甲醛，目標：二苯甲醇

你的任務是列出從原料到目標的製造過程。舉例來說，這問題的答案可能有五個步驟，參與的物質包括溴化鐵、溴、鎂、四氫呋喃，以及氯鉻酸吡啶鹽（pyridinium chlorochromate）。

好，我知道這聽起來⋯⋯一點也不神奇。不過學習這些東西就像上烹飪課，它告訴我們怎麼樣發明新菜色或打造刀子，或是創造新的烹飪技巧，而不只是怎麼拿菜刀或照著食譜做菜。初級有機化學很有條理，容易理解，但也很自由，可以讓我們發揮創意。

後來我又修了高等有機化學。

有一天，教授拿著一罐健怡可樂走進教室。他吸了一大口可樂，把頭仰得老高，像廣告一樣「呃——」打了個大嗝，接著擺出對著攝影機的姿態說：「健怡可樂，不老靈丹。」我們習以為常了，他的課大概有一半是這樣開始的（他人很古怪，但教得很好）。就我的記憶所及，他後來在黑板上寫了一個化學反應，要我們預測結果：

某種化學物質＋另一種化學物質→？

我從沒看過這個化學反應，從周圍同學的表情看來，他們也沒看過。由於沒人回答，於是教授又加了四個字母：

某種化學物質＋另一種化學物質→AHBL

他問：「有人知道 AHBL 是什麼嗎？」

三十七名學霸立刻恐慌起來。這門課以前沒提到這個。我好多年沒背過週期表了，但我確定週期表裡沒有 AHBL。A 和 L 不是元素，H（氫）很少放在其他原子中間，而 B（硼）通常會跟三個原子一起出現，不會只有兩個。更奇怪的是，這幾個字母全是大寫。

哦。

某種化學物質＋另一種化學物質→　　一團混亂
　　　　　　　　　　　　　　　　（All Hell Breaks Loose）

換句話說，兩種很單純的化學物質交互作用，產生數千種新產物，但對於想合成一種純粹物質的化學家而言，一點用都沒有。

我至今還在思考這個反應。這個化學反應左邊是單純，右邊是混亂。整體說來，和我們在初級有機化學理學到的那些簡潔、神奇的化學反應正好相反。

我們每天放進身體的化學物質有成千上百種。水、芝多司、香菸、防曬乳、電子菸等等，真要列的話沒完沒了。這些東西和構成人體的化學物質互相反應之後，會怎麼樣？

會不會如同不老靈丹教授的名言說的，一團混亂？

如果是這樣，這團混亂會不會影響我們的健康？

我開始尋找答案，結果發現的事令我十分驚奇。「科學天地」（Science Land）頻道裡講的跟我想的差別很大。但在談這點

之前，我想先花點時間說明我是怎麼找到這些資訊的。

我是看書找到的。

是喔，了不起。

我是看《科學》期刊找到的，不過與其說是「看」，不如說是解碼或翻譯，因為科學其實是另一種語言。它有自己的單字、文法、韻律、俚語，甚至辱罵（舉例來說，英文說一個人「不嚴肅」只是說這個人好玩或輕鬆，但在科學裡，這個詞是嚴重的侮辱，跟脫下手套打人耳光差不多）。

解碼科學語言，需要看專供其他科學家閱讀的短篇文章。這類論文的正式名稱是期刊論文（journal article），但科學家大多簡稱為「論文」（paper）。論文是科學家做過自己有興趣（或曾經有興趣）的實驗後發表的結果，為的是讓其他科學家知道這個實驗有多棒。這種事很常見，所以論文非常的多，至少有六千萬篇，而且每年還會增加大約二百萬篇。學會閱讀這些論文，（據潔絲敏的說法）能讓我們走進全新的世界。如果對世界如何運作有疑問，例如好奇「植物如何用陽光和空氣製造糖？」或是「人塞進肛門的東西裡最奇怪的是什麼？」你首先該看的東西就是論文——科學家稱之為「文獻」（literature）。

所以，為了解答寫這本書時碰到的問題，我去查了文獻。我讀了幾篇論文、訪問幾位科學家，接著讀了更多論文、訪問更多科學家。後來，就像我們把論文塞回書架時經常碰到的狀況——我卡住了。讀過一百篇論文後，我發現自己先前學到的東西是錯的。我讀過五百篇論文之後，看到了許多驚人的事實

和有趣的故事，我覺得應該寫下來。等我讀過一千篇論文（以及訪問過五十名科學家），我發現自己對世界的看法完全改變了。我希望讀者看這本書時也有同樣的體驗。

踏上這趟驚奇之旅以前，我想先聊聊我自己，以及這本書會談些什麼。我不是實驗科學家。近十年來，我的工作是把科學盡可能正確又有趣地轉換成大眾語言，所以我不像真正的科學家那麼深入文獻，只是淺嘗後反芻出來，盡量理解我讀到的內容，就像紅酒評論家一樣，只不過沒那麼多誇飾和細節。所以這本書很可能仍有疏漏之處。如果讀者發現任何不正確的地方，歡迎隨時告訴我。您可以寄電子郵件到 oops@georgezaidan.com，或直接在推特上聯絡 @georgezaidan，我會仔細檢視錯誤之處，看看能發現些什麼。

另外我還想提醒各位，由於資訊龐雜，我不得不省略許多題材。以下表格列出這本書裡會談到和不會談到的主題：

本書會談到的主題	其他書籍才有的主題
加工食品有什麼缺點？我們怎麼確定？	碳足跡
防曬乳安全嗎？我們應該用防曬乳嗎？	食物的永續性
電子菸怎麼樣？	基因改造作物
咖啡對身體有益還是有害？	爭取科學經費
你的疾病預測圖是什麼？	政治
公共游泳池的氣味是怎麼來的？	美式足球
在太陽下使用過量吩坦尼會怎麼樣？	棒球
樹薯和蘇聯間諜有什麼共同點？	各種球類，真的
你能活到幾歲？	

　　表格右邊的主題也很重要，其中許多也跟左邊的主題有關，但我必須保留一些資料，為下一本書做打算。

　　好，接下來請扣上安全帶，準備開始這趟驚奇之旅。

· · ·

　　P.S. 在這本書中，我會盡可能說明清楚哪些是我的觀點、哪些是普遍接受的看法，以及哪些是有爭議的說法。我的觀點之外的每個句子都有論文依據。此外我諮詢過八十多位科學家，確定我傳達的內容是正確的。讀者們可以在我的網站（www.georgezaidan）上查到我讀過的論文和訪問過的科學家的完整清單。只要狀況許可，我都會提供論文連結供讀者參閱（如果必須付費，至少也可以看到論文摘要）。

PART 1

為什麼會有這些成分？
Why Does This Stuff
Even Exist?

「如何用咖啡灌腸（浴室裡的幕後花絮）」
—— 一則YouTube影片的標題

1 加工食品對身體不好，對吧？

Processed Food Is Bad for You, Right?

**本章提到成分表、糖尿病、無人島、
色情片，以及自製芝多司。**

通往地獄的道路如今當然已不是由奶油所鋪成。

它是用瑞氏花生醬巧克力當路基、用爆漿水果軟糖裝飾，再撒上芝多司粉。我們的戰車完全用士力架和特趣巧克力做成，輪子是奧利奧餅乾，拉車的動物是哈瑞寶軟糖。

通往地獄的道路是一大堆不自然的工業化學物質，它們邪惡地模仿食物、包裝在漂亮盒子裡，使盡全力促銷。簡單一句話：加工食品是毒藥。

對吧？

嗯，它當然不是真正的毒藥。吃芝多司不會馬上死掉，除非上面塗了氰化物。但如果我們每天吃兩包芝多司，連續吃三十年呢？這樣總共是 21915 包芝多司，總重量超過 590 公斤。這會對罹患心臟病或癌症或是死亡的風險有什麼影響？我們又怎麼知道元凶是芝多司？我們不可能把芝多司送上法庭。即使這麼做了，如果沒有模糊的監視器影像拍到表面包著乳酪的玉米粉零食拿著刀子刺向被害者的心臟，也不太可能定它的罪。

袋子裡的其他芝多司當然不可能挺身證明同類有罪。芝多司不會告密的。

儘管加工食品還身陷訴訟，但這些問題一定有答案。加工食品要嘛會提高罹癌風險，要嘛不會；要嘛會提高心臟病風險，要嘛不會；加工食品要嘛對身體不好，要嘛無害。「我知道加工食品對我不好，因為我吃的時候感覺不舒服。」如果有讀者這麼想，我可以理解。我完全支持傾聽身體的聲音，這是最好的日常生活建議。但有些人的感覺可能是「反安慰劑效應」（nocebo effect）。這種效應跟安慰劑效應相仿，但狀況相反，它是指：如果我們覺得吃某種東西會不舒服，那就真的會不舒服。就算不是全然出於想像，感到不舒服也沒辦法提供足夠訊息，讓我們長此以往做出正確抉擇。世界上有很多東西令人感到不舒服，但不影響死亡或罹患疾病的長期風險，例如一般感冒或叫修有線電視。另外也有很多東西讓人感到舒服，但會明顯影響死亡或罹患疾病的長期風險，例如吸菸。

要做出正確的長期決定，我們必須知道：

1. 究竟有多少種加工食品對人不好？
2. 吃兩倍的芝多司會使風險變成兩倍嗎？另外，我們是不是必須吃芝多司達某個量，才會影響健康？
3. 每多吃一條芝多司，我們的壽命會縮短多少？
4. 多不好才算不好？習慣吃加工食物會使壽命縮短幾年？

我想某個地方一定有這些問題的答案，只要進 Google 敲一敲就能查到。結果確實如此，只不過答案不算完整，但我也額外發現很多資料。我查到的資料改變了我對食物的看法，但跟我原先想的不同。那狀況不是想法從一個極端變成另一個極端。我沒有從此覺得泡過牛奶的奧利奧餅乾屑不邪惡，同時開始聽結紮的切斯特獵豹（芝多司吉祥物）唱著天使般的合唱。完全不是這樣。那狀況就像我的生活裡多了一度空間。

我們會從剛才的地方談起，也就是加工食品。在第一部，我們會對加工食品極度擔憂，接著探討加工食品問世的原因。在第二部，我們將把眼光轉到加工食品以外，看看我們每天接觸的化學物質，從芝多司、防曬乳到香菸等。在第三部，我們將回頭探討這一章提到的可怕數字，同時提出疑問：科學界是怎麼得出這些數字的？最後我們將探討以上種種對於各人的意義。

話不多說，我們就從起點開始。要了解加工食品是否對身體有害，我們必須先定義加工食品。為什麼呢？請思考以下實驗（全屬假設），檢驗加工食品是否會影響血壓：

1. 把 100 個人關在房間裡。
2. 讓一半的人食用充滿加工食品的餐點，另一半的人不吃加工食品。
3. 未來十天內每天量所有人的血壓。

　　要進行這項實驗，每個人對加工食品的定義必須有共識，因為……必須有人出門購買加工食品給實驗對象吃。

　　聽起來顯而易見，對吧？但如果「加工食品」的定義不夠清楚，實驗結果就不會明確。假設我們要負責採買的人購買有包裝的食品。這個定義相當簡單明瞭，但這個人可能會買用金箔包起來的水梨或特趣巧克力、原味燕麥片或 Lucky Charms 棉花糖麥片、現烤的魔杖麵包或培伯莉葡萄乾肉桂麵包。如果檢驗對象的定義不夠明確，結果就可能很複雜：

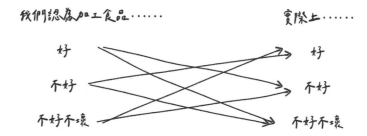

　　換句話說會一團混亂。所以為了以科學方式檢驗加工食品會不會讓我們提早往生，首先得定義「加工食品」是什麼。

　　好，這很簡單，就像在霍格華茲為學生分派學院，對吧？

果醬→非加工食品（葛來分多學院！）
奧利奧→加工食品（史萊哲林學院）
墨西哥餅→葛來分多
芝多司→史萊哲林

橄欖→葛來分多
Starburst軟糖→史萊哲林

雖然我很不願意這樣講，但霍格華茲學院的方法不科學。上面這些食物，不論是葛來分多還是史萊哲林，或多或少「都」經過加工，所以我們剛剛只是依照自己的感覺來分類這些食物。但把這些食物一股腦當成「加工食品」似乎也不大對。首先，如果「加工」的定義太廣，連果醬和芝多司都包含在內，這個類別就顯得沒有意義。其次，「非加工食品」清單太短，基本上只有生肉和蔬菜。

感覺上，加工和非加工食品之間，應該有某種徹底的區別，這有點像典型兒童電影《哈利波特：神祕的魔法石》跟色情網站上的免費影片《哈妳撲倒：神祕的快樂石》[1]之間應該有某種徹底區別一樣，即使哈利和妙麗在這兩部電影裡都沒上過床。

「加工食品」常見的定義，是根據食物看起來的複雜程度，而這可以歸納成兩點：這種食物有幾種成分，以及這些成分好不好念。化學家常嘲笑這個定義荒謬又愚蠢，但我覺得目前值得了解一下。首先，平心而論，這個定義單純又清楚。但如果想做加工食品的科學研究，這定義就不大適合了。為什麼呢？假設我們以這兩個數字計算「加工食品指數」（PFI），像這樣：

PFI＝成分數＋所有成分名稱的音節總數

那麼彩虹糖（Skittles）的PFI是這樣：

成分	英文音節
糖	2
玉米糖漿	3
氫化棕櫚油	9
檸檬酸	4
樹薯糊精	6
修飾玉米澱粉	5
天然及人工調味劑	10
食用紅色40號鋁麗基	4
二氧化鈦	7
食用紅色40號	3
食用黃色5號鋁麗基	4
食用黃色5號	3
食用黃色6號鋁麗基	4
食用黃色6號	3
食用藍色2號鋁麗基	3
食用藍色1號	2
食用藍色1號鋁麗基	3
檸檬酸鈉	5
棕櫚蠟	4

PFI = 19 種成分 + 84 個音節 = 103

聰明豆（Smarties）的PFI是這樣：

PFI = 9 + 34 = 43

咖啡的PFI是這樣：

PFI＝大約1000[2]＋大約4000＝大約5000

依照直覺，彩虹糖和聰明豆的加工程度應該差不多。但從PFI看來，彩虹糖的加工程度是聰明豆的2.4倍。咖啡經過烘烤和熱水萃取（上述加工過程相當簡單），從PFI看來，它的加工程度是彩虹糖的49倍，更高達聰明豆的116倍。

問題在於PFI沒有實際評量加工，只評量美國食品藥物管理局（FDA）規定的成分表，以及化學家如何命名分子。舉例來說，營養強化麵粉含有一種有三個名稱的分子：

核黃素
維生素B2
7,8-二甲基-10-(1′-D-核糖基)-異咯嗪

這些名字都代表相同的分子，但算出來的PFI差別非常大。分子種類更複雜時，問題會更大，例如咖啡。咖啡根本沒有成分表，那我們該用什麼來計算PFI？咖啡（PFI＝3）、阿拉比卡咖啡（PFI＝6），還是像前面提到的，一杯咖啡裡所有的化學物質（PFI＝3000）？選擇的表示方式不同，咖啡的加工程度可能是彩虹糖的1/30或49倍。

因此直觀的「成分複雜度」標準或許可以用來在雜貨店裡

比較產品，卻不適用於科學研究。

要提出能用於科學實驗的食物加工指數，很不容易。營養學家暨公共衛生研究者卡洛斯・蒙泰羅（Carlos Monteiro）和研究團隊，提出了一套NOVA食物分類系統。NOVA系統分為四個類別，從「未加工或極低度加工食物」到「超高度加工食物」，以下是每個類別的幾個例子：

第一類：可食用的植物、動物或部分動物及植物，以及加工後以（大致）原型保存的動、植物。蒙泰羅把奶類、水果乾、米、純優格和咖啡歸在這類。

第二類：用來當作成分但不直接食用的物質。例如奶油、糖、鹽和楓糖漿等。

第三類：在第一類中添加第二類所製成的食物，像是火腿；果醬和果凍、油浸罐頭鮪魚和新鮮麵包也屬於這一類。

第四類：汽水、冰淇淋、巧克力、速食品、嬰兒食品、能量飲料、大多數早餐玉米片、糖果、包裝麵包，以及許多食物，包括芝多司等。

這個系統看起來相當直觀，但在深入研究前我必須先指出，NOVA系統和目前我們研究食物的方式差別很大。目前營

養研究的重點大多是食物裡有什麼，NOVA的重點則是處理食物的方法。要了解這點，最簡單的方式是觀察某些營養標示。

食物A營養標示	
每一份量	100公克
熱量	160大卡
脂肪	14.9公克
碳水化合物	8.5公克
膳食纖維	6.7公克

食物B營養標示	
每一份量	100公克
熱量	23大卡
脂肪	0.4公克
碳水化合物	3.6公克
膳食纖維	2.2公克

從「食物裡有什麼」的觀點看來，A與B這兩種食物非常不同。食物A的碳水化合物是B的兩倍、纖維是3倍、脂肪更高達37倍（哦差點忘了，還有熱量是7倍）。但其實這兩種食物在NOVA中都屬於第一類（A是酪梨，B是菠菜）。

接著是另外一個例子。

食物C營養標示	
每一份量	100公克
熱量	304大卡
脂肪	0公克
碳水化合物	82.4公克
膳食纖維	0.2公克

食物D營養標示	
每一份量	100公克
熱量	375大卡
脂肪	0.1公克
碳水化合物	93.5公克
膳食纖維	0.2公克

　　上面兩種食物的熱量、纖維、糖和脂肪大致相同，但食物C在NOVA中屬於第二類，食物D則屬於第四類。猜猜看這兩種食物是什麼？[3]

　　NOVA關注食物的處理方法，而不是食物裡有什麼，這其實不令人意外。按照蒙泰羅的說法，這系統根據的理論是食物處理方式乃是「探討食物、營養和公共衛生時，最重要的因素」。我明白這策略很大膽，但對他而言似乎相當成功：世界衛生組織（WHO）、泛美衛生組織（Pan American Health Organization）和聯合國糧食及農業組織（Food and Agriculture Organization of the United Nations）都非常支持NOVA系統。

　　第四類是NOVA系統的核心。這類食物是蒙泰羅所謂的「超高度加工食物」或「超高度加工食物及飲料」，也被定義為「未改變但原料大多或全部取自食物和添加物的物質，第一類食物極少或完全沒有」。超高度加工食品含有其他食物中沒有的添加物，包括香料、色素，以及以下這些聽起來很美味的東西：「碳酸化、硬化、增量、抗膨脹、抗起泡、抗結塊及包覆劑、乳化劑、螯合劑、保濕劑」。但這個定義的範圍不只是添加在食物裡的物質。蒙泰羅表示，超高度加工食物是以工業程序製造，而且價格平實又方便。最後，這類食物「包裝誘人，同時搭配強力行銷」。

　　你或許從來沒聽過這些用詞，但這描述的就是我們直覺中的「加工食物」：便宜得不可思議、方便得離奇、大家都覺得好吃，但很難當成真的食物。對於用來分辨我們看到的是《神

祕的魔法石》還是《神祕的快樂石》，NOVA分類系統其實是相當系統化的方法。

接著來看看以NOVA分類系統進行的研究。

. . .

我得知我們的飲食中有多少超高度加工食物時，非常驚訝。在美國，我們攝取的熱量有58％來自超高度加工食物，超過一半！加拿大是48％，好不了多少；總是自視高人一等的法國是36％。美國比法國差，但比西班牙的61％好一點，跟德國和荷蘭的78％比起來簡直健康得不得了！這些數字高到觸動了我搜尋爛東西的雷達。但另一方面，這些數字是以熱量攝取量來計算，而超高度加工食物通常熱量很高。舉例來說，如果我們某天只喝了一瓶兩公升的可口可樂和14杯生菠菜，當天攝取的熱量就有90％來自超高度加工食物。或者，如果我們剛好開進Sonic速食店，點了（非常誘人的）大杯奧利奧花生醬奶昔，那麼就得吃進整整兩條奶油或117杯菠菜，才能把超高度加工食物攝取比例降低到51％[4]。

我們顯然吃了很多超高度加工食物。但這樣會危害生命嗎？如果會，又是怎麼危害的呢？超高度加工食物對我們的危害，可能包含好幾個方面：對人體有害的化學物質可能太多、對人體有益的化學物質又可能不足，另外它們可能導致肥胖，這就可能危害生命。

所以有個重要的問題是：加工食物會不會導致肥胖？這個

假設是這樣的：近二百年來，取得超高度加工食物的程度大幅提高。這類食物熱量超高、便宜，非常方便，此外很容易上癮，所以我們會吃得更多。明確說來就是吃下更多糖和脂肪，更少纖維和微量營養素。長期下來，這會使我們過重或肥胖，罹患各種疾病的風險提高，尤其是糖尿病、心臟病和癌症。跨國食品集團似乎並不在意，因為它們的策略基本上跟菸草業一樣：現在高高興興地大撈特撈，民眾以後會死是他們的事。

我們已經知道，這個假說有一部分是正確的。舉例來說，蒙泰羅定義的超高度加工食物，在人類歷史上距離現在相當近。可口可樂、胡椒博士、好時巧克力、箭牌口香糖、Post 玉米片、Cracker Jack 玉米花、布瑞爾冰淇淋、吉百利巧克力、安特曼甜點、百事可樂、傑樂果凍和 Tootsie Roll 軟糖，都是在 1877 到 1907 這三十年間創立或發明的。隨時間過去，我們當然吃下更多這類食物。即使不相信前述食物調查數據，單就每個人都知道 Starburst 軟糖這點，就知道超高度加工食物有多普遍。此外，肥胖問題真的越來越嚴重。在美國，肥胖人口是吸菸人口的十二倍以上，儘管全球每本「健康」雜誌都使盡全力，這個數字仍穩穩地增加多年。

這是最容易讓人直接做出結論的部分。我們面前有兩個命題：第一，是美國越來越肥胖；第二，是美國人吃下肚的超高度加工食物比以前多出許多。在這兩個命題之間插入「因為」一詞再簡單不過了，但其實美國社會還有許多其他方面的改變：辦公室工作讓我們必須成天坐著；我們的經濟和心理壓力

比以前大得多；拜手機和反社會媒體之賜，我們發明了全新方法讓自己感到不自在、抑鬱，以及嫉妒朋友。此外，我們大概可以在生活中找出十四個因素，讓我們坐下來一口氣嗑掉一大包芝多司。我拜訪過的一些科學家指出，肥胖蔓延有小部分原因是戒菸，因為尼古丁能降低食慾。有一位科學家甚至認為，家裡的空間配置也可能有影響：在比較新的房子裡，廚房（和食物）位於住家中央，比較容易滿足食慾。別忘了還有基因。人類歷史上絕大多數時間，食物都相當匱乏，所以我們自然會囤積多餘熱量。現在多餘的熱量隨處皆是、大家都在囤積，這就導致我們「變胖」。

可能這些因素的影響一樣大，也可能超高度加工食物是主要原因，其他因素只是芝多司表面的調味粉。

如果想嘗試了解超高度加工食物會不會造成肥胖，或許可以這麼做：

1. 找一大群願意簽給你觀察一輩子的人，例如兩萬人。
2. 找兩座完全相同、距離大約三百公里的無人島，在兩座島上建造完全相同的旅館。
3. 把兩萬人分成兩組，每組一萬人，讓這兩組人分別住進兩座島上的旅館。
4. 供應其中一組高比例的超高度加工食物，另一組則提供低比例的超高度加工食物，為期幾十年。
5. 分別記錄結果。

6. 最重要的是，兩組都不能離開所在的島嶼，也不能游泳到
   另一座島，或是取得家人或朋友送來的食物。

　　這類讓兩組人做不同事情的實驗稱為「隨機對照試驗」
（randomized controlled trial，簡寫為RCT）。試驗結束時，我們比
較多量超高度加工食物組和少量超高度加工食物組的肥胖風
險，把其中一組的風險除以另一組的風險，便能得出「相對
風險」（relative risk）。上過網際網路的人應該都看過相對風險。
我搜尋「蛋的風險」（egg risk）時，看到一篇美國公共廣播電台
（NPR）的報導這麼寫：「研究人員指出，如果每天吃兩顆蛋，
罹患心臟病的風險將會提高27％。」（不用擔心，後面我們會
說明到底應不應該吃蛋。）

　　與食物（包括蛋）有關的相對風險，大多不是出自隨機對
照試驗，而是來自一般實驗——找一群人來定期接受檢查若干
年，但不要求他們改變飲食或行為。這類實驗稱為「前瞻性世
代研究」（prospective cohort study）。這類研究結束時，我們依照
超高度加工食物攝取量將參與者分組，接下來和隨機對照實驗
一樣，比較少量超高度加工食物組和多量超高度加工食物組的
肥胖風險，把這兩個數字相除，就可得出相對風險。

　　無論出自隨機對照試驗，還是前瞻性世代研究，相對風險
代表的意義都一樣：指出我們相對於其他人的受危害程度。如
果鄰居被美洲獅抓傷的機率是25％，而我們是40％，則我們
和鄰居的相對風險是40/25＝1.6，這代表：

我們受危害的程度是鄰居的 1.6 倍；

我們受危害的程度是鄰居的 160%；

我們受危害的程度比鄰居高 60%。

這是用兩種不同的方法表達同一件事：談到美洲獅的時候，當鄰居比當我們更好。大多數相對風險跟美洲獅無關，但攸關我們的健康。我們來看看幾個例子，具體說來是幾個和超高度加工食物有關的例子。

蒙泰羅的 NOVA 分類系統歷史不長，所以用它進行的研究不多，只有一項前瞻性研究探討超高度加工食物和肥胖間的關係。這項在西班牙進行的研究為期九年，涵括八千人。研究作者發現，超高度加工食物攝取量為平均值 4 倍的人，罹患癌症的風險高出約 23%。另一個團隊針對法國人進行相同的研究，發現超高度加工食物攝取量為平均值 2 倍的人，出現腸燥症的風險高出約 25%。再回到西班牙的研究，研究人員發現，超高度加工食物攝取量為平均值 2.5 倍的人，九年後罹患高血壓的風險高出約 21%。現在最重要的部分來了：在法國的研究中，發現腸燥症風險提高的研究團隊也發現，超高度加工食物攝取量較平均值多 10% 的人，死亡風險高出約 14%。

我得承認結果出乎我意料。說真的，我有點嚇到了。得到癌症的風險提高 23%？腸燥症的風險提高 25%？變胖的風險提高 26%？死亡風險提高 14%？這麼恐怖的東西怎麼能賣？

好吧，我是非常驚嚇。

• • •

　　我之所以嚇到，理由有二。第一，這些數字真的很恐怖。第二，我是學化學的。

　　第二個原因似乎不是好理由，但我想解釋一下。假設我們面前有兩個氣球，兩個都充滿劇毒的氰化物氣體。其中一個氣球的氰化物，來自麻州有機果園生產，而且是手工選取的蘋果裡的種子（沒錯，蘋果種子含有氰化物）。另一個氣球的氰化物來自安德盧梭製程，在放置白金的氧氣中，以攝氏1093度以上燃燒甲烷和氨。哪個氣球比較安全？

　　當然都不安全。

　　對學化學的人而言，這個道理無庸置疑。如果兩個分子的化學結構相同，對身體的作用就一樣。蘋果產生的氰化物和人類製造的氰化物，都是氰化物。現在把「氰化物」一詞換成「磅蛋糕」，可以得到肯定程度稍低、但對化學家而言仍非常合理的道理：在主持美食頻道的伊娜・嘉爾頓（Ina Garten）家的廚房所做的磅蛋糕，跟工廠生產的磅蛋糕都是磅蛋糕，所以即使工廠磅蛋糕多了點添加物，但要說這兩者對健康的影響差別很大，學化學的人還是覺得怪怪的。但蒙泰羅的說法就是這樣：我們怎麼處理食物，要比食物本身更重要。對學化學的人而言，這就像是說「天然氰化物沒有工業氰化物那麼毒」，當然很不合理。但對一般大眾而言，蒙泰羅的說法強而有力、合乎直覺，而且顯而易見。兩造看法的差異經常導致雙方雞同鴨講。一板一眼的化學家跟一般人談到食物時，往往會像這樣：

化學家眼中的「對話」

嬉皮：我只買有機、天然、原型、沒加工過的食物。

化學家：這些詞其實沒有意義。

嬉皮：當然有意義！這表示我吃的東西沒有很多化學物質。

化學家：這說法其實不大合理，因為食物本來就是化學物質。事實上，你知道全世界的東西都是化學物質構成的嗎？連你自己也是。

嬉皮：我的身體是神聖的殿堂。

化學家：你的身體是空曠的空間，只有神父能待在裡面？

嬉皮：我只是覺得天然的食物比較健康而已。

化學家：（用手用力摀住臉，連鼻子都壓扁了。）

再來一次，這次我們從一般人的觀點來看：

一般人眼中的「對話」

憂心忡忡的消費者：我想選擇健康的食物，但很難研究得完整，搞清楚究竟該相信誰。所以我買有機和天然的東西，因為這樣感覺比較好，而且或許比較健康。

支持基因改造的藥商：你被行銷把戲給矇騙了。

憂心忡忡的消費者：但他們加到食物裡的化學物質要怎麼說？我根本不知道那些玩意是什麼……

支持基因改造的藥商：所有食物都是化學物質構成的。我們也是化學物質。我們周遭的一切都是化學物質。世界上的一

切都是化學物質！

　　憂心忡忡的消費者：有必要那麼大聲嗎？

　　支持基因改造的藥商：不准質疑我，鄉巴佬。

　　憂心忡忡的消費者：讓我買純天然、有機、無添加物、不含荷爾蒙、未經加工的日用品。滾遠點。

　　支持基因改造的藥商：（揉起自己的臉，天曉得為什麼。）

　　接著再來一次，這次直接講最重要的部分：

　　嬉皮：化學物質就是不好。

　　藥商：世界上的一切都是化學物質。

　　這兩個說法都很荒謬。

　　我想對嬉皮說：所有化學物質都不好嗎？連水、空氣和所有食物都不好？

　　我想對藥商說：你是真聽不懂還是裝傻？嬉皮的意思顯然是「營養標示上那些我念不出來、也看不懂的化學物質都不好」。所以我們不要老調重彈地爭論「化學物質」的字面定義，而應該試著回應嬉皮真正憂慮的事：有些化學物質有害健康，而且很難知道是哪些。

　　我曾經是「笨蛋，世界上的一切都是化學物質！」陣營的堅定成員，但我讀到宣稱食物加工方式會導致罹患各種疾病的風險提高10％以上的研究結果後，有生以來第一次想：「可惡，嬉皮說的說不定是對的。」這個研究直接改變了我以為自己知道的一切。塑膠袋包裝的超高度加工麵包，對我們真的比店裡

的現烤麵包不好嗎？冷凍檸檬水冰磚對我們真的比自己擠檸檬汁加糖不好嗎？那芝多司呢？

我們在店裡買到的芝多司，製造過程是這樣的：讓玉米粉通過一個螺旋鑽，螺旋鑽產生很大的摩擦力，使玉米粉裡的水沸騰，玉米粉膨脹時產生各種形狀的氣泡，從而形成芝多司特有的膨鬆狀。這過程聽來雖然很怪異，但其實在自家廚房就能做出很接近的東西。為了為這本書做研究，我拜訪了飲食歷史學家肯·阿爾巴拉（Ken Albala），他碰巧在前一天無意中做出類似芝多司的東西。他的即興食譜是這樣的：

1. 煮一些米粉。
2. 用食物乾燥機烘乾。（食物乾燥機是超低溫旋風烤箱，會把材料中的水分烤乾。）
3. 在烘乾的米粉上噴一些油。
4. 用微波爐加熱到米粉爆開。
5. 撒上自己喜歡的香料粉，例如是拉差辣椒粉。
6. 搭啦！偽芝多司完成了！

美食雜誌《Bon Appétit》優秀的工作人員開發了相當複雜的食譜，更忠實地呈現芝多司的樣子，網路上找得到。無論我們吃的是阿爾巴拉版的芝多司、美食雜誌編輯克蕾兒·莎菲茲的精緻芝多司，還是直接到店裡買一包真的芝多司，吃進肚的都是一堆碳水化合物、香料和調味料。所以身為化學家，針對

「工廠芝多司對身體比自製／天然／有機芝多司不好」的說法，我的直覺反應是：才沒有。

　　但我看到的資料指出，似乎正是如此：攝取較多超高度加工食物的人健康狀況較差，死亡風險也較高。

　　可惡。

　　那麼……到底誰說得對？

• • •

　　進一步深入探討前先暫停一下，弄清楚我們想知道的不只是超高度加工食物對健康的影響，我們關注的是所有食物！「我們可以吃加工食品嗎」只是冰山的一小角，真正的問題是——我們應該吃什麼？

　　在得到「那個答案」之前，請先記住一件事：無論「那個答案」是什麼，都會有一小部分聲量特別大的人堅信自己知道答案。（有沒有覺得「吃食物、不要過量、多菜少肉」聽起來很熟悉？）針對不同的食物（還有防曬乳、化妝品，或是清潔用品），大眾的意見可能完全一致，也可能打從心底不一致。最明顯的例子就是「飲食」。

　　全世界的飲食方式多得難以想像，而且不斷推陳出新。但如果忽略表面說法，飲食其實就是兩個清單：好食物和壞食物；我們應該吃的食物和不應該吃的食物。就這麼簡單。但明明是簡單得出奇的兩類清單，卻衍生出無數飲食規劃供我們選擇，光是近年來的飲食法就包括：

原始人飲食（Paleo Diet）

靈活飲食（Flex Diet）

樸食（Simple Diet）

三季飲食（3-Season Diet）

簡單自煮飲食（Easy-Does-It Diet）

高水分飲食（Aquavore Diet）

花生醬飲食（Peanut Butter Diet）

超市飲食（Supermarket Diet）

好油脂飲食（Good Fat Diet）

消肚飲食（Belly Melt Diet）

五口飲食（5-Bite Diet）

達科塔飲食（Dakota Diet）

聖經飲食（Scripture Diet）

山姆大叔飲食（Uncle Sam Diet）

防飆升飲食（Plateau-proof Diet）

四日飲食（4 Day Diet）

17 日飲食（17 Day Diet）

隔日飲食（Alternate-Day Diet）

20/20 飲食（20/20 Diet）

立即見效飲食（No-Time-to-Lose Diet）

生熱飲食（Thermogenic Diet）

升糖指數飲食（G.I. Diet）

好心情飲食（Good Mood Diet）

鹽溶液飲食（Salt Solution Diet）

北歐飲食（Nordic Diet）

瘦誡飲食（Thin Commandments Diet）

高效美國排毒飲食（Great American Detox Diet）

性福飲食（Better Sex Diet）

睡眠飲食（Sleep Diet）

沙發族飲食（Couch Potato Diet）

善待自己飲食（Self-Compassion Diet）

無 S 飲食（No S Diet）

檸檬汁飲食（Lemon Juice Diet）

嬰兒肥飲食（Baby Fat Diet）

瑜珈體飲食（Yoga Body Diet）

四星飲食（Four-Star Diet）

戰士飲食（Warrior Diet）

不趕流行飲食（No-Fad Diet）[5]

馬丁尼飲食（Martini Diet）

另外當然還有

終極飲食：聽天由命

　　飲食書跟英國小酒館很相似，它們的名字大多隨便亂取，沒什麼意義，但聽起來就是讚！相似之處還不只如此——有些

飲食書的歷史就跟英國小酒館一樣悠久。舉例來說，這裡有兩本飲食書，一本出版於1870年，另一本出版於2018年。猜猜看哪本是哪本？

書籍 A：

　　里歐尼達斯・漢彌爾頓教授（Leonidas Hamilton）在自然和肝臟、肺臟、血液疾病和其他慢性疾病等方面的發現，以及無人能比的經驗，隨書附教授小傳（轉載自《哈潑雜誌》），以及他的疾病常識理論和神奇療法的證據。

書籍 B：

　　醫療靈媒修復肝臟：濕疹、牛皮癬、糖尿病、鏈球菌、青春痘、痛風、腹脹、體重問題、小腸內細菌增殖（SIBO）和自體免疫疾病的解答。

　　比較古老的是書籍 A，從黑體字部分可以看得出來。此外，現在大眾對「天然」的執著其實也不是現在才有。有一本1889年出版的書名叫《完美飲食：提倡回歸天然和老祖宗攝取的食物》（*THE PERFECT WAY IN DIET: A TREATISE ADVOCATING A RETURN TO THE NATURAL AND ANCIENT FOOD OF OUR RACE*）。

　　哎喲……

　　葡萄酒愛好者應該會喜歡1724年出版的《葡萄汁，或比水更好喝的葡萄酒》（*The JUICE of the GRAPE: or, WINE preferable to*

WATER）。這本書說明葡萄酒是非常好的保健飲料，可治療大多數疾病，當中舉了許多以這種優質藥物進行治療的實例，以及用來預防和治療疾病的方法，還給了葡萄酒商一些建議。

為了避免不喝酒的讀者覺得遭冷落，我再介紹一本1779年的書：《礦泉水的使用與誤用》（*A TREATISE ON THE USE AND ABUSE OF MINERAL WATERS*），這本書介紹喝水的規則，以及免除慢性病苦惱的飲食計畫。

1916年，尤金‧克里斯提安（Eugene Christian）寫了一套共五冊（！）的飲食書：《飲食大百科：以大眾化的方式解說食物方面的問題，包括食物的化學作用與人體的化學作用，還有如何把這兩個科學領域融合在進食過程中，形成正常的食物消化和吸收，以及正常的廢物清除，進而消除胃、腸和各種消化性疾病的成因》[6]。

從古至今，飲食和健康一直是相當長銷的書籍類別。古騰堡印出史上第一批《聖經》後，他就開始印刷飲食書，一直沒有間斷。當然，有趣的東西不僅僅印在書上，網際網路上也不少：有人教你用烤火雞用的注油管吸滿咖啡，做咖啡灌腸（拜託用常溫咖啡！）；或是教你喝自己的尿。談到飲食和健康，至少從三百年前就有鋪天蓋地的資訊，從未停歇。簡言之，搜尋一下飲食或健康，通常都會讓我們感到困惑、擔心，而且有高出7%的機率會用膿汁灌鼻子。

所以一方面，超高度加工食物相關數字相當嚇人；另一方面，幾百年來我們一直美化和醜化食物的各種等級和類別。誰

敢說這個超高度加工食物風潮不會是最新的流行？第三，食物
越天然，對人體越不好，這似乎非常符合直覺。

在第一部的其餘部分，我會刻意採取有點迂迴的方式來說
明。首先介紹產生各種食物的化學反應，接著說明老祖宗加工
食物的三個主要理由。

理由一：避免立即和痛苦的死亡。

理由二：避免緩慢但沒那麼痛苦的死亡。

理由三：好玩。

不過在說明死亡和好玩之前，先來聊聊所有食物的起源。
從地球上最重要的化學反應談起。

1　好吧，這是我瞎掰的。

2　咖啡豆由細胞組成，細胞本身的成分包含好幾千種化學物質。熟咖啡豆中目前已經發現950多種化學物質，可能還有許多物質尚未發現或命名。

3　左邊是蜂蜜，右邊是雷根糖。

4　也就是一杯大杯奧利奧花生醬奶昔的熱量，要比兩條奶油或117杯菠菜來得高（奶油是第二類食物；生菠菜是第一類食物）。

5　也太諷刺了！

6　原文為 *ENCYCLOPEDIA OF DIET: A TREATISE ON THE FOOD QUES- TION IN FIVE VOLUMES EXPLAINING, IN PLAIN LANGUAGE, THE CHEMISTRY OF FOOD AND THE CHEMISTRY OF THE HUMAN BODY, TOGETHER WITH THE ART OF UNITING THESE 26 INGREDIENTS TWO BRANCHES OF SCIENCE IN THE PROCESS OF EATING SO AS TO ESTABLISH NORMAL DIGESTION AND ASSIMILATION OF FOOD AND NORMAL ELIMINATION OF WASTE, THERE- BY REMOVING THE CAUSES OF STOMACH, INTESTINAL, AND ALL OTHER DIGESTIVE DISORDERS.*

有些植物想要毒死你

Plants Are Trying to Kill You

本章主題：二氧化碳、排便、管路、
永備電池廣告中那隻打鼓的兔子、手榴彈、
保險套、有毒的馬鈴薯，以及航太總署冰淇淋。

　　人類開始捕捉大型獵物及用火烹調收穫之前，主食是植物。不過不只是我們，地球上所有動物吃的要不是植物，就是吃植物的動物，或是吃吃植物的動物的動物，或者吃吃吃植物的動物的動物的動物，或是吃吃吃吃……

　　你應該了解我的意思。

　　植物實際上相當神奇。它們使用來自太陽的能量，吸收空氣和土壤長大。植物直接和間接供應整個地球食物。它們有什麼祕密？答案我們都聽過，應該在高中時就學過了，就是光合作用。你們或許看過這個化學反應：

$$6CO_2（氣體）＋6H_2O（液體）\rightarrow C_6H_{12}O_6（溶液）＋6O_2（氣體）$$

比較喜歡看圖的讀者請看下圖。

6個
二氧化碳分子　加上6個水分子　　在日光　　1個　　和　6個氧分子
　　　　　　　　　　　　　　協助下形成 葡萄糖分子

　（對了，如果你搜尋過某種化學物質，應該看過類似上面的結構圖。這是一種化學簡記法。每個字母代表一個原子，C是碳，O是氧，H是氫。線條代表化學鍵，在這裡就是原子間共用的電子。兩條線以上交會的地方有個碳原子，圖上沒有畫出來，但實際上有。化學家為什麼不畫出所有碳原子？因為遇到大型分子時，這樣做太花時間。）

　我們高中時學到的光合作用是這樣的：

　植物使用來自太陽的光能量，把6個二氧化碳分子和6個水分子，轉換成1個葡萄糖分子和6個氧分子。

　我馬上開始打瞌睡，直到頭重重敲到桌子，才又醒了過來。我們來分析一下這個解釋：

　植物使用來自太陽光的能量⋯⋯

　人類1950年代發明太陽能板。植物早在五億年前就發明了——沒錯，因為植物的葉子[1]就是小小的太陽能板。植物

製造出微小的分子機器，在被光子打到時改變形狀和動作，用這些能量來製造糖。

好，接下來是：⋯⋯把6個二氧化碳分子⋯⋯

在我們看來，大氣裡的二氧化碳已經太多了（氣候變遷！）但對植物而言，二氧化碳還不夠多。在海平面上，空氣裡只含有0.04％左右的二氧化碳。這表示，如果我們隨機抽取一萬個空氣分子，其中只有大約4個是二氧化碳，其他9996個是⋯⋯反正不是二氧化碳，因此對光合作用完全沒用。所以植物必須從這一大堆大多數沒用的分子中，提取萬分之四需要的分子。

再接下來：⋯⋯和6個水分子⋯⋯

我們都需要最能解渴的水。

再來：⋯⋯轉換成1個葡萄糖分子⋯⋯

植物製造的葡萄糖可以用在各方面：可以燃燒產生能量；人類同樣會燃燒葡萄糖產生能量。可以製造蔗糖（和調味料架上的糖一樣）。可以製造澱粉，儲存起來用於過冬。可以製造纖維素，用來讓植物長大。諸如此類，用途非常多。葡萄糖基本上就是植物界的瑞士刀。

再來是最後一句：⋯⋯和6個氧分子。

植物每製造一個葡萄糖分子，就會產生6個氧分子。接著它們必須把這些氧分子排到大氣中，但大氣中本來就已經有2096/10000個氧分子了。有些氧分子用來分解糖產生能量，但大多數排到大氣中。氧其實是光合作用的廢氣。

總而言之，植物用太陽的能量和水來分解二氧化碳分子，

再把碳原子串連在一起，形成穩定、水溶性的環形能量儲存分子。我們知道這種環形分子是「糖」。糖可以燃燒後立即產生能量、用來製造物質，或連成數千個單位的長鏈、儲存起來供日後使用。

糖在葉子裡製造，但由於糖非常重要，植物每個部分都需要它，所以必須從葉子輸送到植物的其他部位。在花園裡的草本植物中，這段路程可能只有幾公分，但在高大的樹木中可能長達上百公尺。那麼，這些糖是怎麼從植物的一端送到另一端的呢？

· · ·

研究「怎麼輸送」之前，我們得先研究一下「有多少」：最簡單的答案是「很多」。一棵橡樹一天能製造25公斤葡萄糖，重量相當於一個兒童或一隻母黃金獵犬。這些糖大多輸送到其他部位，包括花、果實、莖、葉柄、樹幹和樹根。

人類擁有絕佳的循環系統。我們擁有強大的中央幫浦（心臟），把含有大量活細胞的高濃度液體（血液）送進大血管、中血管，以及細小的微血管。植物沒有這樣的系統，但連全世界最高的美國加州亥伯龍樹（Hyperion），也能把糖從最高的葉子（地面以上115公尺）送到最底下的樹根（地面以下30公尺），這是怎麼辦到的？是韌皮部。各位應該學過韌皮部：

木質部把水從樹根向上輸送到植物其他部位，韌皮部則把

糖從葉子輸送到其他部位。

韌皮部組織相當複雜，但最重要的部分稱為「篩管」（sieve tube）。篩管其實就是管子，只不過不是Pinterest的豪華浴室裡那些手工打造水龍頭的銅管，而是活細胞構成的管子。一個個細胞頭尾相連，像油管一樣接在一起，連接處有許多個洞，像料理用的篩子一樣。每段管子長度只有數百微米，稱為一個篩管細胞（sieve element）。在葉子內部，篩管細胞的直徑約為10微米[2]。想像一下要透過直徑只有10微米、但長達上百公尺的管子吸（或推送）糖溶液，需要多大的力量？但植物一直都在這麼做，它們怎麼做到的？

一樣是光合作用。光合作用可不同於我們這些泛泛之輩，它的生產力非常高。在最佳狀態下，某些植物透過光合作用，只要使用60個光子就能製造1個葡萄糖分子（供參考：我們在晴天看著萬里無雲的藍天時，每秒大概有300兆個光子照到我們的眼睛）。即使在一般狀況下，每片中型葉片每天也能製造大約800毫克的糖，這些糖不斷送入葉片中的篩管。正如我們所知，想在有限空間塞進越多東西，空間中的壓力越大。還好這些糖有地方能釋放壓力，就是植物的其他部分。但這些壓力其實沒有真的消除，因為葉片一直在行光合作用，製造的糖越來越多，不斷把糖塞進篩管，再把篩管裡的其他東西擠到植物其他部位[3]。

所以我們可以把光合作用想成某種幫浦，不過不是壓縮物

質運作的機械式幫浦，而是化學式幫浦，運作方式是製造越來越多糖，把這些糖擠到出口，這個出口就是篩管末端。

不過別因為光合作用不是機械式幫浦系統就弄錯了。它產生的壓力……就跟我們看醫生時量的血壓完全一樣。如果身體很好（而且運氣不錯），血壓應該是每平方英寸（PSI）約2磅。汽車輪胎的胎壓是32 PSI左右，大概比血壓高15倍。植物（別忘了它們沒有中央幫浦）篩管可承受的壓力高達145 PSI！想體驗這樣的壓力是什麼感覺，必須背上潛水氣瓶，潛到海平面以下100公尺。328英尺高（長寬各1英寸）的水柱對每平方英寸皮膚施加的力，就等於我們每天看到的植物內部細管（直徑只有人類頭髮的1/10）內壁每平方英寸承受的力。

所以下次看到樹（或是廚房裡經常忘記澆水的香草植物）時，可以花點時間找一下，見識見識地球上技術最先進的幫浦系統。

現在來談談在這個管路系統裡流動的物質。別忘了，光合作用在植物葉片裡產生了很多糖。但植物製造的糖不是固體。植物內部的所有作用，包括光合作用，都是在液體中進行。所以植物製造糖時，其實是在製造糖水，而植物透過韌皮部輸送的糖也是糖水。

把兩小匙糖溶化在一杯茶或咖啡裡，可以做成大約3.3%的糖溶液。對大多數人而言，這樣的味道已經相當甜。一罐可口可樂大約是10%的糖溶液[4]。植物汁液一開始是10%，最後提高到50%。所以在某些植物中，管路系統中所流動液體

的糖濃度是可口可樂的三倍。植物是全世界第一種、也是最古老的糖漿製造機。

總而言之，水果很好吃、對身體很好，但在相當於海平面以下100公尺或消防水帶的壓力下，透過直徑只有10微米的幾千條管子從葉片流到根部的液體，可是完完全全、道道地地的糖。

• • •

糖還只是開頭而已。

如果住在美國或其他富裕國家，大致上有無限多種食物可以選擇。但如果追溯這無限多種選擇的來源，就會發現來源只有一個：植物。光合作用使用由三種化學元素（分別是碳、氫、氧）構成的分子，把它們變成糖。植物會立即燃燒這些糖製造能量，但也會轉換成澱粉或脂肪儲存起來。所以糖、澱粉和脂肪這三大類最重要的食物，都是以三種元素透過光合作用產生的。（纖維也是由這幾種元素構成，它雖然不算食物，但對順暢排便非常有幫助。）

植物還會製造蛋白質。由於要製造蛋白質，植物需要氮。有些植物透過根部從土壤吸收氮，有些則和微生物合作。微生物從大氣吸收氮氣（N_2）並製造氨（NH_3），植物再吸收氮，製造出蛋白質、維生素和DNA。

總而言之，光合作用提供能量，把碳、氫、氧和氮轉換成糖、澱粉、纖維、脂肪和蛋白質。植物還會從土壤吸收礦物質，

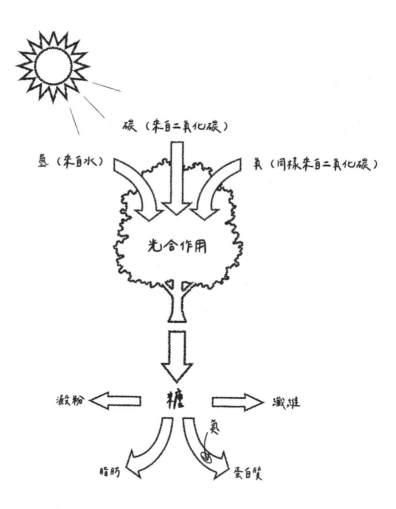

製造某些我們不可或缺的維生素。

簡言之，植物把不是食物的東西轉變成食物。

植物把這些食物儲存在哪裡？它們用這些東西讓自己長大。另外別忘了，植物大部分是水。植物含有人類（和其他動物）賴以生存的所有物質[5]。

如果你是植物，那麼單靠水、空氣、日光和土壤就能存活確實很讚。但這樣也有缺點。你全身上下都是食物，而且營養豐富的糖漿幾乎持續不斷地在血管中流動。此外，你在地上固定不動，很容易遭到攻擊，而且沒辦法嚎叫、吠、咬或出拳。由於這些原因，許多昆蟲和動物很喜歡吃你。

你該怎麼防範侵擾？

你必須不擇手段。

• • •

1980年代初，澳洲維多利亞省西部遭逢二十世紀最嚴重的乾旱。一群約五十頭安哥拉羊也是受害者，缺水代表沒有牧草可吃，可憐的羊兒只好餓肚子。後來有人砍了一棵糖桉樹。糖桉樹可以長到超過三十公尺高，通常當成農場的防風樹。砍倒的樹大概有好幾萬片葉子，這些羊不是很喜歡吃，但有總比沒有好，對吧？

可惜不對。不到二十四小時，這群羊有將近一半死掉（另一半本來也會死，但羊群管理人及早採取行動），究竟是怎麼回事？

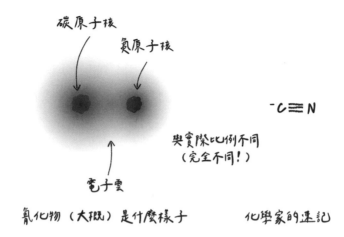

碳原子核

氮原子核

⁻C≡N

與實際比例不同
（完全不同！）

電子雲

氰化物（大概）是什麼樣子　　　化學家的速記

原因是氰化物。

氰化物是很漂亮的分子。

14 單位的負電荷像雲一樣，圍繞著兩團小小的正電荷，其中一團是 6 單位，另一團是 7 單位。我們看不見內部的正電荷，但外圍的負電荷層看起來就像不對稱的啞鈴，一邊重一邊輕。負電荷在正電荷附近很密集，但距離正電荷越遠越稀疏，就像有人放屁時的屁味一樣。

氰化物很簡單，只有兩個原子：一個碳原子和一個氮原子。氰化物也很輕，我們在地球上看得到的各種物質中，只有四種比它更輕[6]。氰化物也非常毒。我的體重大約是 72.5 公斤，只要 0.1 公克的氰化物大概就能毒死我，如果有半公克（大概是一個普通迴紋針的重量），我就必死無疑。依據劑量，我可能很快就會死，大概在第一個分子穿過我的嘴唇後不到六十

秒，但心臟在我嚥氣後還會持續跳動三到四分鐘。

氰化物毒性很強是因為它「看起來」很像氧，但「作用」完全不同。我們吸入空氣時，紅血球在肺中的細小通道裡吸收氧。血液把這些氧送到全身每個細胞，細胞裡的粒線體用氧製造腺苷三磷酸（ATP）。你可以把 ATP 想成分子電池。這些電池是身體大多數細胞的主要能量來源，所以大多數細胞裡有很多粒線體。氧在這些電池產生過程的最後一個步驟中非常重要。電子（來自食物中的化學鍵）被塞進氧分子（來自我們吸入的空氣）和兩個氫離子（可能來自我們喝的水），形成一個水分子，同時供應能量給製造電池的化學反應。這個過程基本上是這樣的：

電子＋氧＋氫→水＋製造電池的能量

我們也可以說上面這個化學式可以簡化成：

食物＋空氣＋水→能量

這個反應對生命十分重要。我們吃東西是為了獲得電子、呼吸是為了獲得氧、喝水是為了獲得氫。少了任何一樣，我們都活不下去。

氧、電子和氫離子必須適當配置在好幾個獨立步驟中，整個反應才能產生電池，我們的身體藉助許多種酵素[7]達成這

個目的。氰化物就在這個時候作亂。氰化物能偽裝成氧分子，混進過程中的某種重要酵素。氰化物沒有進入我們體內時，氧先和這種酵素結合又分開，從一個氧分子變成兩個氧原子。氰化物如果進入體內，就會快速滲透到粒線體中，取代氧和酵素結合。但氰化物結合就不會分開，任憑酵素空耗著，完全失去作用。最後氰化物終於離開，讓酵素開始工作，但氰化物跟酵素結合這段期間都無法製造電池。

電子＋氰化物＋氫→什麼都沒有

人體裡有幾百兆個粒線體，所以如果吸入一個氰化物分子，或許只會使體內37兆個細胞中某個細胞裡的一個粒線體產生的電池數量減少，但不會導致我們沒命。最後人體會在氰化物外面包裹一層磷原子，形成毒性較弱的硫氫酸鹽，再透過尿液排出，我們繼續活下去。但如果很多氰化物進入體內，就會有很多粒線體無法生產電池。永備電池那隻兔子要是沒有裝電池會怎樣？

會死掉。

高濃度氰化物氣體會導致喉嚨有乾燥的燒灼感，所以無論它如何進入體內，我們都會覺得窒息，可能會大口吸氣。接著我們會停止呼吸，接著抽搐，再來（還好）就是失去知覺。此時我們可能會心臟病發作，快速死亡。如果大腦還能讓心臟繼續跳動，幾分鐘後心肌也會用光所有電池。這個過程大致上和

進入肺部的氧氣不足時發生的狀況相同，但此時肺部和體內的氧很多，只是氰化物卡在那裡，讓身體不能使用這些氧。氰化物藉由各個擊破，讓體內的細胞窒息，但其實體內有很多氧。氰化物中毒就像在水池裡渴死一樣。

如果是有粒線體的生物，攝取氰化物應該會沒命。粒線體不算少見，安哥拉山羊有，一般山羊也有，人類、狗、貓、沙鼠、雪貂、狐猴、鸚哥、鼴鼠都有粒線體。昆蟲有，哺乳動物也有。基本上，想吃和能吃植物的生物都有粒線體。對於有能力製造氰化物的植物而言，掠食者的粒線體就是最有效的攻擊目標。

氰化物很簡單，只有碳和氮兩個原子，植物可以從空氣和土壤裡取得這兩種原子，要多少有多少。氰化物也很輕：它只有兩個原子，因此生產所需的能量也相當少。相比之下，蛋白質有好幾千個原子（可能更多）。氰化物的攻擊目標是維持生存的關鍵功能，也就是產生能量，所以它對許多掠食者而言毒性極強，可說是毒藥之首⋯⋯

但是有個小小的問題：植物本身也有粒線體。所以氰化物不只對掠食者有毒，對植物本身也有毒。解決方法很簡單，只不過有點迂迴。植物不製造純氰化物，而是讓氰化物附著在一般糖分子上，形成氰苷（cyanogenic glycoside）。

我們可以把氰苷想成手榴彈。手榴彈會爆炸的部分是氰化物分子，安全插銷就是糖。

有糖：安全。去掉糖：不安全。

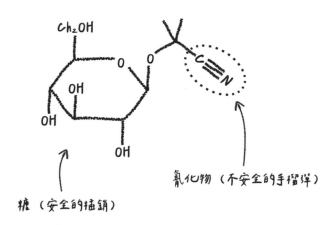

糖（安全的插銷）

氰化物（不安全的手榴彈）

要拔掉氰苷上的插銷，需要「β-葡萄糖苷酶」（β-glucosidase）這種酵素，我們姑且稱呼它「菲利普」，這樣比較好記。由於某種只有菲利普自己和老天才知道的理由，菲利普很愛拔掉手榴彈的插銷。這是他的召喚、他的天性、他的本命：

菲利普＋手榴彈→砰！

手榴彈和菲利普本身都沒有毒，但在一起就會產生氰化物。如果植物把這兩種東西儲存在細胞裡的同一個地方，兩者就會立刻混合，產生氰化物，造成植物嚴重損傷甚至死亡。這樣不行。所以植物把手榴彈和菲利普分開來存放。在植物正常運作時，一切都沒問題，這兩樣東西王不見王。但如果有一隻金龜子或毛毛蟲來了，開始啃食植物，又剝又撕、又踩又嚼葉

子,防止菲利普和手榴彈相見的薄膜就會破裂。菲利普終於滿足了他的心願:拔掉眼前所有手榴彈的插銷。在這隻可憐的植物掠食者的消化系統的某處,氰化物形成並開始發揮作用,輕鬆寫意地讓周圍的所有細胞失去作用。

氰化物毒性很強,又容易形成手榴彈和菲利普這類氰化物釋放系統,因此擁有這類系統的植物多達2500種以上[8]。或許有些讀者已經知道蘋果籽、櫻桃籽、杏仁、水蜜桃核和杏桃核都含有氰化物,只是量非常少,即使不小心吃下一、兩顆也不會注意到。但在世界上許多人的主要熱量來源植物中,氰化物含量高得多。稍後再來談這點。各位以為植物毒素只有氰化物嗎?這才只是開始而已。

• • •

植物毒素的種類比美國國會的參議員還多,每大類大約有二十、五十,甚至上百種毒素。

有些毒素比氰化物更加迂迴,單寧酸就是個例子。單寧酸分子比較大,由幾十、幾百、甚至幾千個原子組成(不像氰化物只有兩個),作用方式也相當不同。單寧酸不是讓粒線體無法使用氧,而是附著在蛋白質上。假設你要從房子裡某個房間走到另一個房間,但有兩個小孩抓住你的雙手賴在原地。這時你還是走得動,只是比較吃力。接著,又有兩個小孩抓住你的雙腿,這時你就有點像在糖漿裡走路了。接下來又有個小孩抱住你的腰,另外兩個小孩掛在你的脖子和肩膀上。最後越來越多

孩子纏住你，使你不只寸步難行，還被小孩層層包裹，變得難以辨認。單寧酸對蛋白質的作用就是這樣[9]。

吃到含有大量單寧酸的食物（例如某幾種橡實）時，會產生一個結果，就是單寧酸和食物中的蛋白質結合，使蛋白質無法消化。因此哺乳類動物如果不巧吃到單寧酸，就只能把寶貴的蛋白質原封不動地排出來。雞隻吃的飼料含有大約1％的單寧酸時，會長得比較慢，蛋產量也比吃無單寧酸飼料的雞來得少，原因是這些雞無法完全吸收吃進去的蛋白質。單寧酸含量越高，毒性也越強。受害者不只吸收不到營養，還會產生腫瘤和其他腸道損傷。雞飼料含有5％到7％單寧酸時，甚至可導致雞隻死亡。乳牛等其他哺乳類動物耐受能力比較強，單寧酸含量超過20％以上才會死亡[10]。

歷史上最著名的女巫藥物配方（感謝莎士比亞提供）包含毒芹根。毒芹根本身就像女巫藥物一樣，融合許多種稱為生物鹼（alkaloid）的化學物質。咖啡裡的咖啡因是生物鹼，點滴裡的嗎啡和琴湯尼裡的奎寧也是。尼古丁、古柯鹼和番木鱉鹼也都是生物鹼。生物鹼劑量很高時可能使神經或呼吸系統停擺，劑量不高時則往往是相當有用的藥物。人類有能力在實驗室裡製造生物鹼之前，生物鹼都來自植物，大約有18％的植物會製造這種物質。

有些植物毒素非常特別，名稱也取得很妙。蓖麻毒蛋白（ricin）是個非常有名的例子，它是一種核醣體抑制蛋白，簡稱RIP，只要劑量足夠，就能讓我們永遠RIP。還記得高中生物

教的核醣體嗎?核醣體是負責依照DNA序列組裝蛋白質的分子機器。就細胞的標準而言,核醣體超大的:包含多達79個蛋白質和好幾個1000單位長的核酸鏈(RNA)。蓖麻毒蛋白會除去核醣體的「一個」核酸,使「整個核醣體」完全停擺,而且無法恢復。接著還會繼續作用,讓其他核醣體動彈不得,每分鐘能使一千多個核醣體停擺,最後導致細胞死亡。這裡我們暫停一下,因為這件事實在太扯了,一個蓖麻毒蛋白竟然能弄死整個細胞。為了具體說明,一個蓖麻毒蛋白分子重約0.000000000000000005公克,而細胞的重量大約是它的四億倍。一個蓖麻毒蛋白分子能弄死一個細胞,就像用一隻螞蟻腳毒死一個人一樣。糟糕的是,蓖麻能製造相當可觀的蓖麻毒蛋白,所以它很容易取得。因此業餘殺手想利用郵件殺人時,經常選擇蓖麻毒蛋白[11]。由於蓖麻毒蛋白毒性強又容易取得,所以美國陸軍化學兵部隊曾經於1940年代中期研究用它來製造生化武器。不過幸運的是,蓖麻毒蛋白很難做成粉末,不容易用來毒害大量民眾。

　　另一些植物毒素和單寧酸一樣,毒害效果慢得多。澳洲有一種蕨類叫做「納度」(Nardoo),能大量製造硫胺素酶(thiaminase),而這種酵素能分解硫胺素,也就是維生素B_1。長期缺乏維生素B_1時會罹患腳氣病。腳氣病可能致命,但在死亡之前會讓人生不如死。1861年兩名英國探險家探察澳洲各地時,就遭遇到這種狀況。他們誤用納度製造麵粉,因此罹患腳氣病(和其他疾病),拖了很久才死亡。

有些植物的防衛方式相當常見，使得我們忘記了它原本的目的。記得松樹溫暖舒適的氣味嗎？這其實是一種防衛系統。昆蟲啃食針葉樹時，被啃食的地方會分泌一種樹脂，溶解在松節油中。松節油揮發消失（把令人愉悅的氣味分子帶到我們的鼻腔）時，會留下硬化的樹脂封住傷口，形成琥珀；昆蟲經常因此被包裹在琥珀裡。想像一下，這隻蟲停下來啃了一口松樹，發現自己突然被關進黏糊糊的金色監牢，得在裡面關上……五千萬年。松樹這招真狠！有些植物把樹脂存放在高壓下，只要昆蟲咬破葉脈，就會噴出將近 1.5 公尺，像從水槍射出來一樣。生物學家稱這種方式為「水槍防衛」。

沒錯，乳膠就是醫師幫我們檢查直腸前「啪」地戴上的乳白色手套的原料，它的用途可不只是製造保險套。2009 年，兩位乳膠研究人員稱它為「毒性白膠」，這是有理由的。依據生成乳膠的植物種類，乳膠可能含有數百種毒素。此外，乳膠也含有大量橡膠微粒，懸浮在液體中，這些橡膠就像松脂一樣，可能困住整隻昆蟲。但它還會讓昆蟲的口器動彈不得。想像一下有好幾千條小橡皮筋綁住你的嘴巴，大概就是這樣。

植物真是殘酷。

植物造成這些痛苦會覺得不好過嗎？只有一種方法能知道答案，就是問它自己。有 MIT 研究人員將歐洲的珠薺和 Macbook Pro 混種，以便探知植物的意識。人類在地球上生活了千萬年，我們總算能──

以上都是唬爛的。

植物是非常特別的生物，但目前為止，人類仍然無法讓植物說出它們的祕密。所以我們沒辦法問蓖麻，它們演化出蓖麻毒蛋白是為了毒害哺乳類動物，還是為了在細胞裡進行某些重要功能，毒性只是意外產物。但科學家大多同意，植物毒素大多是刻意製造，目的是嚇阻昆蟲和動物啃食。由於各種生物維持生存的分子大多相同，昆蟲和哺乳類尤其如此，所以植物製造的化學或生物武器可能影響的物種不只一種，人類通常包含在內。坦白說，我相當欣賞植物有那麼多種化學方法造成各種醫學症狀，包括（但不僅限於）發癢、發熱和喉嚨和氣管發紅、暈眩、嘔吐、腹瀉、呼吸困難、心臟衰竭、昏迷和死亡。

• • •

植物的化學武器似乎威力強大、難以抵擋，甚至讓人畏懼，但動物界也不會傻傻地吃下毒素就聽天由命。植物學家費比恩・米開蘭基里（Fabian Michelangeli）指出：「植物或許能製造毒素，但昆蟲也演化出對抗毒素的方法，雙方形成一種軍備競賽。」

舉例來說，人體擁有以氰酸酶（rhodanese）代謝氰化物的解毒系統。許多生物都有這類氰酸酶系統，可能是用於避免在誤食植物氰化物時喪命〔12〕。但還不只如此。除了試圖以化學方式分解毒素，昆蟲和動物的方法還有很多。為了對抗與食物中的蛋白質結合，妨礙蛋白質消化的單寧酸，麋鹿、河狸、黑尾鹿和黑熊等許多動物的唾液中，都有能夠吸收單寧酸的蛋白

質，防止單寧酸和食物蛋白質結合，導致無法消化。

　　還記得「手榴彈」嗎？含有氰苷的植物種類非常多，所以有些昆蟲和動物演化出非常有創意的方法來食用這些植物，包括氰化物。六星燈蛾的幼蟲會改成大口咬食，以免咬碎太多植物細胞，導致氰化物釋出。牠們中腸的鹼性相當強，能讓菲利普每分鐘少拔掉一些手榴彈插銷。此外，牠們進食速度非常快（每小時可吃下接近四平方公分的葉片），所以排泄速度也非常快，這能減少氰化物在體內的釋出量。

　　好幾種蝴蝶和蛾的幼蟲也知道如何安全處理氰苷手榴彈。但牠們沒有排出手榴彈，而是將它儲存起來，用來對抗掠食者。有科學家在一次實驗中，把一群幼蟲養在製造氰化物的植物上，另一群養在不製造氰化物的植物上，接著把兩群幼蟲餵給天敵蜥蜴取食。結果體內存有氰化物的幼蟲被蜥蜴吃下的數量，比沒有氰化物的幼蟲少一半以上。蜥蜴有時只咬了一口，就決定放棄吃這些氰化物爆漿的毛毛蟲。這些蜥蜴張大嘴巴，搖著頭在地面或牠們的腿上摩擦下巴，或是舌頭不斷摩擦上顎。換句話說，牠們的反應就像牠們原本以為餵來的是巧克力餅乾，結果是燕麥葡萄乾餅乾一樣。

　　有些毛毛蟲受到驚擾時，會反芻一小滴含有氰化物的消化液，用來警告有意掠食牠的動物：**我多的是這種東西，好膽你吃吃看**。以菸草為食物的菸草天蛾（tobacco hornworm）會攝取菸草裡的尼古丁，在遭到狼蛛攻擊時會噴出尼古丁氣體，這時蜘蛛就會逃之夭夭（有個很有趣的影片紀錄這個狀況，我從來

沒看過蜘蛛這麼快放棄食物〔13〕）。發現這種行為的科學家把它命名為「毒口臭」，其實我覺得講得太客氣了。菸草天蛾不是從嘴巴吐出難聞的氣味，而是透過身體各處約十幾個小孔噴出尼古丁，自己籠罩在狼蛛非常不喜歡的這股毒氣中。

　　有些昆蟲為了對抗製造乳膠的植物，會咬斷葉脈讓乳膠流出，再轉頭開始啃食葉脈下游的部分葉片。因為這條葉脈已經流乾，所以昆蟲啃食的部分沒有乳膠，夠賊吧。

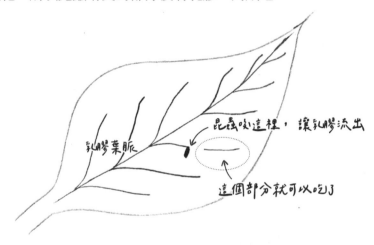

　　植物和各種吃植物的動物彼此間的軍備競賽，持續了好幾億年。接著人類出現了。這場戰爭涵蓋了整個人類生存史，但我們找出隨意取食植物的方法，不管植物製造了多少巧妙又有創意的化學物質保護自己，都沒問題。沒錯，人類有能力製造某些生化物質，例如氰酸酶，但我認為人類最重要的能力在於會想辦法。

• • •

　　在海拔3600公尺的安地斯山上，有一片廣闊平坦的阿提普拉諾高原（Altiplano），寬128公里，長約1000公里，從祕魯南部一路綿延到阿根廷附近。這裡通常寒冷乾燥，陽光十分強烈，而且大氣比較稀薄，就像奶油塗在太多麵包上一樣。這兒的生活比較辛苦，但傳統社會已經在山上生活了幾千年。居民的主食（有時是唯一的食物）是野生馬鈴薯。有人或許覺得馬鈴薯是「放在牛排旁邊的澱粉團」，這樣也不能算錯，馬鈴薯確實大多是碳水化合物，但其實它也含有豐富的維生素、鐵質、鎂、硫和2%到4%蛋白質。如果我們不巧必須在海拔好幾千公尺的地方艱苦生活，野生馬鈴薯可能就是一線生機。但是有個小問題：野生馬鈴薯大多毒性很強，它們含有多種毒素〔14〕，攝取過多會導致「嚴重胃腸失調」，這個醫學術語其實就是「胃痛、肚子痛、嘔吐、拉肚子，或是以上多種症狀同時出現」。把馬鈴薯煮熟可以降低毒性，但其中有些毒素就算加熱也無法破壞，所以連煮熟的馬鈴薯也不安全。如果快餓死了，忍下去等奇蹟出現都好過吃有毒的野生馬鈴薯。

　　幾百萬年後的某一天，阿提普拉諾高原上的居民說不定會演化出超強生物防衛能力，能對抗馬鈴薯的毒素。但那也是幾百萬年後的事。還好，現在已有方法可以神奇地讓我們能吃野生馬鈴薯，不怕病從口入。這個方法簡單、容易，而且免費，它不僅可以用於自家廚房，也可以在外面使用，它其實

是歷史悠久的羞辱行為：吃土。不過不是吃一般的土，而是黏土，而且也不是一般的黏土。阿提普拉諾高原的原住民（艾馬拉人〔Aymara people〕）朝地下挖掘兩、三公尺，尋找 p'asa、p'asalla 和 ch'aqo 這三種外觀、觸感和口味各異的黏土[15]。這三種黏土的作用完全相同：它們能像海綿一樣吸收毒素，讓我們得以安心食用馬鈴薯。無論怎麼吃下這些黏土，像是做成的醬料來烹煮馬鈴薯，或是（像用薯條沾番茄醬一樣）把馬鈴薯煮熟沾黏土漿，黏土都能神奇地消解馬鈴薯的毒性。這幾種黏土中最有效的 p'asa，只要60毫克就能吸收30毫克的番茄鹼（tomatine）。番茄鹼是一種配醣生物鹼毒素，常見於野生番茄中。只要幾小匙 p'asa[16] 就能消除10到15個馬鈴薯的毒性。（不過艾馬拉人用量多得多，他們似乎覺得多吃點黏土總比東西吃下去又吐出來好。我覺得這聽起來有道理。）

• • •

　　為了消解危險食物的毒性而吃黏土或其他礦物，可以說是人類「加工」的第一步。我們運用方法改變自然界的某樣東西，再拿來食用或使用。加工就是改變物品的性質，以符合我們的需求。現在，如果你們覺得「吃馬鈴薯配黏土不是加工馬鈴薯，只是同時吃兩樣東西」，我可以理解。吃馬鈴薯沾黏土漿或許不完全符合加工的定義，它就像吃薯條沾番茄醬，只不過薯條有毒而番茄醬是解毒劑。所以我們再看一個例子，同樣跟艾馬拉人和毒馬鈴薯有關。

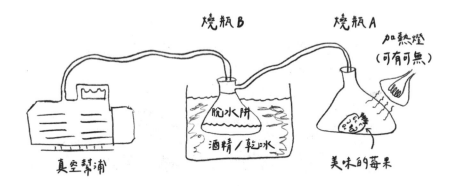

我小時候每年夏天，都會到華盛頓特區的美國國家航空太空博物館（National Air and Space Museum）。每次造訪這座博物館的最高潮是買太空冰淇淋，它是一小塊冷凍乾燥的方形冰淇淋，製造方法是把普通冰淇淋同時冷凍和乾燥，保留風味和（大部分）口感，但去除所有水分。冷凍乾燥非常麻煩。在現代科技協助下，過程大概是這樣：

1. 準備一組強力真空幫浦、酒精和乾冰，以及防滲漏的管線和燒瓶。
2. 先冷凍打算冷凍乾燥的東西，再放進燒瓶A。
3. 管子接在燒瓶A瓶口，另一頭接到另一個燒瓶B。
4. 把燒瓶B放進酒精和乾冰槽。
5. 燒瓶B連接真空幫浦。
6. 開啟幫浦，運轉至少十二小時。
7. 幾小時後，用三溫暖裡的保暖燈緩緩加熱燒瓶A。

8. 再等幾個小時，然後……
9. 享用航太總署冰淇淋。

　　它的原理是這樣的：真空幫浦把壓力降低到接近 0，使冰淇淋中的結冰水未經融化就直接蒸發。加熱燈發出的熱讓這個過程持續下去。水汽進入另一支燒瓶後立即結冰。最後我們就會得到非常冰冷、極度乾燥的食物。我們做的其實是運用低壓、極低溫和微熱把固態水（冰）抽出冷凍食物，但避免食物融化。

　　冷凍乾燥食物聽起來是現代科技產物，但其實艾馬拉人早就知道不使用幫浦、管子和冷凍庫該怎麼冷凍乾燥馬鈴薯。他們是這麼做的：

1. 準備一些有毒的野生馬鈴薯。
2. 把馬鈴薯放在高海拔地區的戶外一晚。
3. 像法國釀酒廠處理葡萄一樣，踩碎結冰的馬鈴薯。
4. 把踩碎的馬鈴薯放進粗孔柳條籃，把籃子放在河水或溪水裡，放置幾個星期。
5. 把馬鈴薯放在門口，讓它晚上結冰、白天乾燥，偶爾擠壓一下，再放幾個星期。
6. 搭拉！冷凍乾燥馬鈴薯完成了！

　　這種方法非常類似現代技術。艾馬拉人沒有使用真空幫

浦，而是運用環境：高海拔地區壓力較低。他們也沒有使用加熱燈，而是藉助太陽。艾馬拉人的方法甚至比現代方法更加精細：把野生馬鈴薯踩碎後放在流水中，馬鈴薯中的毒素可以漂除約97%[17]。最後成品不只吃下去不會肚子痛，還能存放得更長久——新鮮馬鈴薯大概能存放一年，漂洗及冷凍乾燥的馬鈴薯能存放二十年（有人說永遠都不會變質）。對於艾馬拉這類傳統社會成員，擁有可以撐過兩、三年飢荒的穩定碳水化合物來源，應該是維持生存的關鍵。

這是不是史上第一種加工食物，從歷史紀錄看來還不確定，但可以確定這是加工：改變物品的性質，以符合我們的需求。在這裡就是消除它的毒性。

接著來看另一種更常見的作物：樹薯。你聽過的名字可能是木薯。在不同的地方，樹薯可能是某種菜的成分，或是主要的熱量來源。澳洲植物科學家羅斯・葛利多（Ros Gleadow）表示：「樹薯是非常非常重要的人類食物來源。我們澳洲人吃得不多，但是全世界有十億人每天都吃。」樹薯可以說是農民的夢幻作物：容易繁殖、可以種在貧瘠或無法耕作的土壤，而且非常容易照料。樹薯相當耐旱，成熟後根部可在土裡保留三年之久，等於買了預防飢荒的植物保險。喜歡講雙關語的人可以說它是保險「薯」。

當然有一好就沒兩好。如果你還沒猜到，我給個提示：你認為這種植物怎麼讓營養豐富、澱粉充足的塊莖成熟後保存三年之久，不被經過的動物或昆蟲吃掉？沒錯，就是氰化物。我

們已經知道，會製造氰苷的植物種類很多，事實上有 2/3 的作物植株中至少有一部分會製造氰化物，但有些種類的樹薯塊莖製造的氰苷足以毒死成年人[18]。而且糟糕的是，烘烤或水煮樹薯這類簡單方法無法去除氰苷。但如果用正確的方法加工樹薯，就可以除去它的氰化物。

我們再複習一下手榴彈比喻：植物把手榴彈（氰苷）跟菲利普（拉安全插銷的人）分開存放，當昆蟲開始肆無忌憚地破壞植物細胞，菲利普就會碰上手榴彈。菲利普拉起插銷，手榴彈爆炸，氰化物釋出。

矛盾的是，樹薯解毒法的第一步，卻是直接拉掉所有手榴彈的插銷！盡可能產生大量氰化物──只不過是在體外。舉例來說，我們可以磨碎塊莖，破壞植物細胞，也可以藉助發酵作用，讓細菌和真菌幫忙破壞植物細胞。氰化物釋出後，第二步就是加以去除。幸運的是，氰化物相當容易溶解在水中或蒸發。所以只要把樹薯弄成泥，就能將它過濾、煮去水分，或放在淺盤裡曬太陽幾個小時。南美洲常用一種稱為 tipiti 的工具過濾樹薯粉或樹薯泥。這種工具有點像中國手指套管（Chinese finger trap），但長度超過一公尺。他們把樹薯泥灌進去，把一端掛在屋樑或樹枝上，再用身體重量拉下另一端，擠出含有氰化物的水，留下可以食用的樹薯。這個方法真的很聰明。

把有毒的植物變成可以吃的食物，只是人類最低程度的加工。人類這麼做由來已久，許多人到現在還經常做這類基本加工。我們吃馬鈴薯配黏土，或是漂洗後再冷凍乾燥；我們烘烤

加了黏土的橡實麵包。當然，食物加工的最高目標是透過育種改變植物的基因組，使植物從長出來就不含毒素〔19〕。

　　有人或許會問：我們為什麼不乾脆放棄有毒的植物，只吃沒有毒的東西？如果地球上有很多無毒的食物可吃，當然可以這麼做。但萬一百分之百安全、不含毒素的糖、脂肪和蛋白質來源消失，我們最好有預備方案，否則就會餓死。這個邏輯很簡單但很殘酷：我們能把越多有毒或無毒的東西變成食物，活下去的機會就越大。

　　不過求生存不是我們加工食物的唯一理由。

1 也包括能行光合作用的植物細胞，最重要的例子是海藻。

2 大約是人髮直徑的1/10，也是1978年福特花馬（Pinto）汽車全寬的百萬分之六，或是美國內布拉斯加州寬度的一千億分之六。

3 這裡稍微簡化了一點。實際上是葉片裡的糖濃度較高，藉由滲透作用把水拉進篩管，產生壓力，再把糖水從葉片推到植物其他部分。

4 如果你嘗試過喝含糖量10％的糖水，我敬佩你。那很噁心。可樂、柳橙汁和其他果汁可是都加了調味劑和一堆酸，大致上掩蓋了糖味的。

5 沒錯，如果只吃一種植物，我們或許攝取不到所有需要的氨基酸、維生素和礦物質。但如果吃適當的多種植物組合，就能吸收到所有必要的營養，即使是很嚴格的素食者也可以。

6 它們分別是氫、甲烷、氨和水。（氨是原子，不是分子。）

7 酵素是加速化學反應的蛋白質，酵素分子通常比參與反應的分子大得多。

8 氰化物毒素不是植物的專利。常見具抗藥性的綠膿桿菌（*Pseudomonas aeruginosa*）感染人類後就會製造氰化物。

9 所以我們喝紅酒或吃到含有少量單寧酸的食物時，嘴巴會縮起來。單寧酸和口腔內壁的蛋白質結合會產生澀味，促使我們縮起嘴巴。

10 動物大多會避免吃入單寧酸，原因不是害怕腫瘤或死亡，而是更簡單的理由：不好吃。所以這種植物毒素其實算是嚇阻，而不是毒害。單寧酸含量不高時，其實對某些動物有益。舉例來說，單寧酸可能有助於控制乳牛第一胃中的微生物生長狀況。

11 在藥房看到蓖麻油時請放心，除非生產過程發生嚴重問題，否則蓖麻油不會有害。蓖麻油不含蓖麻毒蛋白（這種油是萃取出來的，有毒的蛋白留在豆渣裡）。

12 如果我們擁有解毒系統，氰化物的毒性為什麼還那麼強？氰酸酶必須取得硫，硫的來源是蛋白質。我們需要花費時間和能量分解蛋白質，產生硫，再提供給氰酸酶，讓它開始解毒。如果氰化物的劑量足夠，造成的破壞就能超過氰酸酶系統。

13 尼古丁其實比我們所想的還要毒，我會在第四章詳細說明。

14 包括配醣生物鹼（Glycoalkaloids）、植物血凝素（phytohemagglutinin）、蛋白酶抑制劑、倍半萜植物防禦素等。

15 我們其實不需要自己去挖這些黏土。拜資本主義之賜，阿提普拉諾當地的超市就能買到這三種黏土。

16 上網路買p'asa粉之前，請先聽我說一下：我們根本不需要買。現在店裡賣的馬鈴薯都是馴化品種，毒性已經消失。

17 不過蛋白質和許多維生素和礦物質也幾乎都流失了，但生活本來就有很多事必須取捨。

18 有個不幸的案例，是兩個人吃下含有氰化物的樹薯後死亡——而且他們是在別人的喪禮上吃的。

19 但這是另一本書的範圍了。

3 | 有些微生物想搶你的食物

Microbes Are Trying to Eat Your Food

本章主題：兩頭死掉的母牛、蜂蜜、水、在浴簾上
討生活的細菌、瑪莎・史都華、小小的綠色昆蟲、
歐文斯河谷派尤特人、糖、蜂蜜和血液。

現在我們來做個思想實驗，這個實驗有點奇怪。

假設有兩頭死掉的母牛躺在你面前。

你希望左邊這頭（姑且叫貝爾塔）盡快消失。牠是證據，
得處理掉。但右邊這頭（姑且叫威廉米娜）則希望保存得越久
越好。這裡說的「久」不是幾天或幾個月，而是想保存到人類
早已預言的反烏托邦時代來臨，我們只有綠餅（Soylent Green）
可吃的時候。

就化學上說來，貝爾塔很容易解決。依據《偷拐搶騙》
（Snatch）這部電影，把牠剁成小塊餵給豬吃最為保險。但老實
講，只要隨便放在一個地方，牠很快就會分解。保存威廉米娜
就比讓貝爾塔消失困難得多。不過如果所在地點適當，說不定
也很好保存。舉例來說，如果地點剛好在北極附近，就可以直
接把牠放在室外，因為室外就是天然的冷凍庫。威廉米娜的屍
體最後當然會分解，但時間會長——上許多。

　　我們為什麼要研究怎麼處理死牛？理由有好幾個。首先，這跟處理死人相比之下沒那麼詭異，但更重要的是，大多數食物的生產過程來自（或者包含）宰殺。我們現在吃的或未來可能吃的東西，原本幾乎都是會呼吸的生物，或者生物的一部分。我們吃的多半是蛋白質、脂肪、碳水化合物和纖維這些物質，沒有它們，我們就會餓死。但它們可不是憑空出現的。植物製造這些物質，動物吃這些植物，我們再吃動物和植物。講這些不是為了讓大家感覺不舒服（或是……感覺更好？），而是要讓大家進一步體認到，我們進食時其實是在吃動物和植物的屍體。這點相當重要，因為還有許多生物也喜歡吃屍體。

　　人類史上有一段時間，人類殺了動植物後幾小時內就會吃掉它們。這時我們的競爭對象是鬣狗、禿鷹、蒼蠅和其他肉眼看得見的生物。但人類開始有了先殺好動植物，**過幾天或幾星期再吃**的瘋狂想法後，競爭對象就變成人類和一大堆看不見的微生物[1]。每種微生物都想贏過其他微生物，看看誰能先吃到麵包、水果，或一塊貝爾塔的肉。我先說結論：最終贏的永遠是微生物。食品科學家蘇珊・諾切爾（Susanne Knøchel）非常開心地說：「它們比人類更早出現，人類都消失後會繼續存在。它們將會勝過人類。」為什麼呢？「微生物處處都有，連五十年前人類不知道有微生物的地方，現在也發現了微生物。」微生物漂浮在大氣中、隨房子裡的灰塵四處移動、附著在蓮蓬頭上、飛到浴簾上露營玩耍（你們一定知道我在說什麼），佔據整個廚房的很多地方。另外，我們（和貝爾塔）體內也有微生

物，發酵處理我們吃下去的「無法消化」的植物纖維。事實上我們腸道裡的細菌細胞數量，大概和整個人體的細胞一樣多。我們的腸道菌群〔2〕對於生存相當重要，但究竟有多重要，科學家還在研究。不過我們和這些生物的關係只能算暫時停戰：我們活著時，為它們提供了溫暖潮濕的居住地和大量食物，它們則提供能量並協助抵擋其他有害微生物；然而我們一死亡，這些小東西就會開始攻擊，從我們體內吞噬我們。

其實不只是我們的微生物群落。依照不同的死亡方式和地點，還會有各種微生物和生物高興地吞吃構成我們身體的蛋白質、脂肪、碳水化合物、維生素、礦物質和各種元素，轉為自己所用。最後我們將會消失。人體的分解過程就是它們的吃到飽大餐。不要因此覺得不舒服，幾乎所有生物都是這樣，一死亡通常就會變成其他生物的食物。貝爾塔也不例外，牠的內臟和軟組織最先被吃光，骨架會撐久一點，但也有生物吃骨頭。一段時間之後，貝爾塔會完全分解，成為無數細菌、真菌、黴菌、昆蟲、動物和植物的食物之後，所有原子將會散播到全地球幾十億個生物體內。

這個過程稱為「分解」，又稱為「腐化」，它是所有生物死後必經的過程，完全自然也完全正常。所以比起保存威廉米娜，讓貝爾塔消失要容易得多。

但這不表示人類沒有嘗試過保存。

• • •

　　假設我們想盡可能長久保存威廉米娜。為此必須防止微生物吞噬牠，此外還得中斷牠本身細胞內的生物過程。最好的辦法就是防腐。全世界最厲害的防腐專家也是最簡單的分子：甲醛（formaldehyde）。甲醛只有一個碳、一個氧和兩個氫：

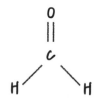

　　可別被這個簡單的分子騙了。甲醛（在化學上）既毒辣又隨便。有沒有看到那個碳原子？它的電子被氧拉走了，所以化學家稱它為「缺電子」（electron deficient）。

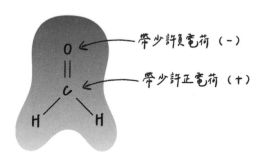

帶少許負電荷（−）

帶少許正電荷（＋）

　　碳因此帶有一點點正電荷，從而會吸引其他分子中有一點點負電荷的部分。

　　哪裡可能有這種分子？就在我們身上——我們每個細胞裡的每個分子都符合這個條件。對抗感染或協助儲存和複製

DNA的蛋白質、隔開我們的細胞和外界的脂肪、我們燃燒取得能量或儲存起來的碳水化合物，甚至組成遺傳密碼的RNA和DNA等等，這些分子中幾乎都有一塊區域帶有一點負電荷，因此能和甲醛產生反應。甲醛碰撞其他分子中帶有少許負電荷的區域時，兩個分子（例如甲醛和蛋白質）就會合而為一。反應不會就此打住。甲醛和蛋白質結合後，還能以相同方式進行下一次反應，跟另一個具有少許負電荷的分子結合，這個分子可以是蛋白質、脂肪，或是一段DNA。

所以，整個過程一開始或許只有巨大的蛋白質、超長的DNA，以及小小的甲醛這三個分子。最後這三個分子靠著小甲醛的能耐而連結在一起。

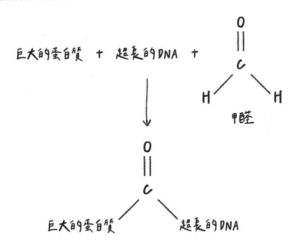

甲醛防腐的化學反應就是這樣，只不過規模非常大。想像一下在尖峰時段把2200萬公升三秒膠倒在紐約市[3]。幾分鐘

不到，所有人都會黏在人行道、路燈、路標、熱狗攤和其他人身上。汽車、公車、貨車和電車也會黏在馬路和鐵軌上，聯合航空飛機上的乘客會覺得……跟平常一樣沒在動。所有的人、汽車、貨車、公車、電車等等還是會在原地扭動，努力掙脫甲醛膠，但它們所有的正常和長程活動都會中斷。

要活就要動。分子有地方要去、有事要做，阻斷這些活動會使細胞生命停頓。從細菌尋找食物的觀點看來，甲醛把可以大快朵頤的食物變成龐大無用的博物館。它是最強大的保存方法。

你們可能覺得，讓生命過程停頓的化學物質一定有毒。這麼說也沒錯，但甲醛的毒性沒有氰化物那麼強，大概12到20公克才能殺死一個成人，而且死於甲醛中毒不大好受。甲醛在用來防腐之前是鞣皮藥劑，也就是把動物的皮做成皮革的藥劑。後來由於某人用甲醛自殺，醫師發現他是死於嚴重肺損傷及「胃壁皮革狀增厚」。以甲醛的毒性而言，甲醛意外中毒的案例多得出乎意料，中毒途徑也相當多，原因通常是有人耍笨。有人不小心把甲醛注入三歲小孩和59歲女性的眼皮內，以及注入23歲男性的牙齦（某個天才牙醫讓大學部學生在無人監督下拔牙）、有人不小心把甲醛點滴注入洗腎患者的血管，那感覺應該很像被綁在柱子上燒死。還有個難以置信的案例：一名患者被100毫升的4%甲醛灌腸後大難不死。我最喜歡的甲醛意外中毒的案例，應該是一名外科醫師不小心把甲醛直接注入患者的膝蓋。甲醛是取自裝著這名患者的膝蓋的玻璃瓶，

這個瓶子原本可能是慶祝手術成功的紀念品。

總之如果用大量甲醛保存威廉米娜，牠應該可以保存到……沒有人知道能保存多久。史上第一次用甲醛進行屍體防腐是在1899年，這具屍體現在應該還很好（就算再好也已經死了），所以威廉米娜至少能保存120年，而依據我們對甲醛固定效果的了解，應該能保存久得多。

這下我們可以設定這個死母牛思想實驗的理論極限了，我稱之為「貝爾塔－威廉米娜連續體」：

貝爾塔	⟷	威廉米娜
溫暖潮濕的環境	⟷	甲醛防腐
生命分散給其他生物	⟷	生命停頓
快速腐化	⟷	永久保存

食物之所以腐敗是拜生物所賜：生物死亡後，細胞裡的生物繼續存在，這些生物接收了屍體。阻止這些生物活動就能阻止分解。

這個連續體不只適用於死母牛，也適用於所有死的東西，而所有食物其實都是死的，所以我們可以再加上一條：

食物腐敗	⟷	食物永遠不壞

箭頭左邊部分都一樣：貝爾塔迅速分解，是許多微小生物努力塞飽肚子和認真繁殖的結果[4]。貝爾塔原本是人類的食物，但微生物捷足先登，所以貝爾塔壞掉了。同樣的，箭頭右

邊部分也都一樣。威廉米娜之所以沒腐壞,是因為甲醛以化學方式,盡可能阻止威廉米娜體內所有細胞中的生物活動,以及所有想吞噬牠的生物的細胞活動。

保存食物原本是一項技藝,後來才成為一門科學。找出貝爾塔和威廉米娜之間的折衷方案,容許適當數量(或種類)的生物存活,讓食物仍然可吃,但生物不能太多,否則食物就會分解。要保存食物一定得改變食物本身,必須足以阻止或減緩它的細胞內的生物活動,或使它不適合外來微生物居住,但又不能改變太多,把食物變成博物館。想知道人類想出了哪些怪異或巧妙的方法來保存食物,只要造訪放滿平價食品、香菜騙子、豌豆供應者、牛奶快遞、燕麥片頌歌的超級庫房,也就是超級市場就行了。有些保存技術相當簡單:新鮮水果和蔬菜放在低溫下,減緩分子活動以防止腐敗。冷凍的道理一樣,只不過更為極端。有些技術複雜而且肉眼看不見。舉例來說,熱壓超音波(manothermosonication)[5] 可用於保存牛奶或柳橙汁。但現代賣場裡的食物採用的保存技術大多相當古老、起源不明,而且效果好得難以置信(簡直可以說是神祕)。其中最主要的方法就是乾燥食物。

• • •

人類乾燥食物已有好幾千年,甚至可能比烹煮食物更早。賣場裡有很多保存食品一看就知道很乾,像是麵粉、可可粉、奶粉、洋芋片、玉米片、蔬菜片、燕麥片、堅果等等。但也有

很多保存食品看來濕潤，其實不然，像是果醬、糖蜜、玉米糖漿、煉乳、奶油和蜂蜜這些東西，其實比外表看來乾燥得多。

乾燥是除去水分，所以我們來談談 H_2O。各位如果沒研究過水，似乎很⋯⋯正常，正常極了。失去熱情的化學家說不定會說它沒意思。水和大多數經常享有網路關注的化學物質不同，它透明無色、無味無臭，所有以「無」開頭的形容詞大概都適用。它通常無害（當然溺水除外），而且（不大）有腐蝕性。儘管擁有這些不受網路關注的特質，水對我們所知的各種生物依然極為重要。

接下來，我們最好先拋開看到「水」這個字時，浮現在腦海裡的小溪、河流、冰川、尿尿、海洋、下雨等各種印象，它們不只對了解水沒有幫助，還會造成妨礙，因為這些印象會讓我們覺得水是流體。大家應該看過這張圖：

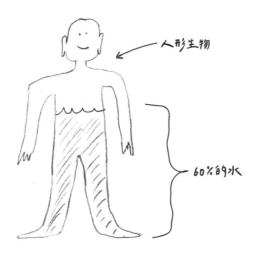

人形生物

60%的水

這張圖的用意是說明水在人體內佔的比例，可惜它很容易誤導我們以為體內的水像是裝在杯子裡。但如果從單一蛋白質或DNA的尺度觀察水在生物體內的活動，這個概念完全不對。

假設有一群直角形的微型機器，每具機器上都有兩個小磁鐵，會吸引或推斥其他機器的磁鐵，而且每具都能截下其他機器的1/3之後據為己有，也能把自己的1/3讓給其他機器，這兩種能力讓這種體積極小、數量卻多於天上繁星的機器不斷組成、分解再重組成龐大的機器網。這個機器網路包含好幾千兆具機器、每秒鐘變化好幾十億次。

我的天哪，對吧？

不要把水當成無色無味的透明液體。把它當成親切善良、極度活躍但沒有感覺的機械文明，會比較容易了解水為什麼對維持人類生存（以及使食物腐敗）的細胞運作如此重要。

類似磁鐵的特質不是水的專利〔6〕。事實上大多數分子都表現得像裡面有小磁鐵，而且還不只一個。化學家稱這類分子具有「極性」，DNA就屬於這一類。極性分子與極性分子間的交互作用，要比與非極性分子（沒有明顯磁鐵特性的分子）間的作用強許多。如果沒讀過前面的內容，不用擔心。重點是水和DNA會互相吸引，因此DNA表面其實包著好幾層水分子。

接下來你就必須徹底改變想法了。想想人體表面有一層水，這層水平滑、光亮又滑溜，但在分子尺度完全不是這樣。想像一下，好幾十億具微型機器雜亂地附著在一段DNA上，會是什麼畫面。接著想像第一層上又附著第二層微型機器，再

想像有第三層附著在上面。水分子就是以這種方式為DNA提
供水分。就像一群活躍的蜜蜂跟著蜂后聚集在蜂農脖子周圍，
經常脫離一下又飛回來、動來動去，但蜂農的形狀維持不變，
就像許多機器共同形成一個物體。

　　DNA就像這層蜜蜂裡面的人，可以透過一、兩層水分子
看出結構。這表示蛋白質需要解讀DNA時（例如為了讓細胞
分裂或修復損傷而複製DNA時），**不需要接觸到整個DNA，
就能感知DNA序列**。由於水分子能輕易脫離和附著，蛋白質
只需掠過DNA表面的這層水就能讀取DNA，不需要浪費能量
跟DNA本身結合。

　　這只是水的眾多神奇功能之一。水當然沒有意識，但有
時彷彿真的有。（就我和許多朋友所知）沒有其他分子具備水
的所有功能。2004年，生物物理化學家貝提爾・哈勒（Bertil
Halle）說：「製造蛋白質的方法只有一種，進行光合作用的方
法只有一種，儲存和傳遞資訊的方法也只有一種。所有生物的
分子機制都相同。」這表示（目前已經發現的）所有生物都需
要水才能生存。所以除去水分能夠保存食物。

· · ·

　　因此可以想見，在食物保存的最高殿堂，也就是大賣場
裡，有很多貨品是乾的。洋芋片那條走道幾乎所有東西都是乾
燥保存（這裡採用的方法，是把食物浸泡在加熱到攝氏150度
左右的液態油脂中。在這個溫度下，馬鈴薯或玉米細胞中的大

部分水會蒸發掉。這個過程又稱為「炸」）。穀片和奇形怪狀的零食（例如乳酪泡芙）大多數也會加熱（及乾燥）到酥脆的程度。連冷凍區的食物也是乾的，至少對微生物而言是如此。冷凍對微生物而言可以說是雪上加霜，它不只減慢所有分子運動，進而使生物停止活動，水結冰後還會形成相當堅硬的晶格結構，撐破細胞，無法支持微生物生長。

目前已知的生物全都需要水，但各種生物需要的水量差距很大。如果想使**任何一種、任何一隻生物**都無法存活在食物中，就必須徹底乾燥，除去屍體中的所有水分子。可惜要做到這點只有一個方法，就是把所有細胞燒成脆片，只剩下灰。還好，我們不需要除去食物中的所有水分子，就能使造成食物腐敗或食物中毒的生物無法存活。我們只需要除去**足夠**的水就好。那麼除去多少才算足夠？這要看想消滅什麼微生物而定。

假設我們的目標是大腸桿菌（*Escherichia coli*，由於這種細菌絕大多數來自哺乳動物的腸道，又稱為「大便菌」[7]）。大腸桿菌在乾燥環境下不大能存活，所以只要爆發大腸桿菌 O157:H7 型大流行，元凶通常是牛肉、乳製品、新鮮水果和蔬菜等水分很多的食物。酵母菌耐力通常比細菌強、黴菌又比酵母菌強，但水分到了某個限度以下，所有生物都無法生長。香料櫃裡的乾香料、乾義大利麵、可可粉、奶粉和洋芋片中的水分，都低於這個限度。很多看起來很「濕潤」的東西也是如此，比如蜂蜜。

蜂蜜是許多加工過程的產物。事實上它應該是最原始的加

工食品,只是加工者不是人類。花蜜的糖含量大約是 30％至 50％,夏天蜜蜂採集花蜜後把它濃縮到 75％,加入幾個自己的分子,搭啦!神奇的甜食出現了!這種食物能量極高,而且微生物很難在當中存活,所以可以享用一整個冬天![8] 微生物難以存活的部分原因,便是它很乾燥。

客觀說來,這個說法很不合理。蜂蜜大多是流動的液體,看起來這麼「水」的東西怎麼可能乾燥?嗯,其實「乾燥」不只代表食物含有多少水,也代表這種食物中有多少水可讓微生物生存。蜂蜜含有大約 15％的水(水含量和米或杏仁糖差不多)、10％其他物質,以及 75％左右的糖,大多是果糖、葡萄糖和麥芽糖。我們來看看這幾種糖的化學結構:

看到糖裡面那些「-OH」團了嗎?葡萄糖和果糖有五個,麥芽糖有八個。我們可以把這些原子團想成兩個小磁鐵,每個磁鐵能吸引一個水分子。如同為 DNA 提供水分的水,為糖提供水分的水也有好幾層。一輩子都在研究水的科學家馬丁・查普林(Martin Chaplin)發現,一個葡萄糖分子能吸引及抓住 21 個水分子。重點是:蜂蜜裡的糖抓住水的能力越強,微生物就

果糖　　　　葡萄糖　　　　　麥芽糖

越難挖走水分子，也就越難存活〔9〕。因此即使蜂蜜是流動的
液體，又含有15％左右的水，但可供微生物使用、生存和繁
殖的水很少。果醬、果凍和醃漬物的原理也相同，是藉助糖和
水結合的能力，防止微生物吃掉食物。

　　其他保存技術多少有點冒險。

　　包裝酪梨醬做過「高壓處理」，也就是強力壓擠，在消滅
微生物的同時，也使得把酪梨醬變黑的酵素失去作用。

　　發酵似乎常見但其實相當違反直覺：為了阻止微生物生
長，所以要⋯⋯促進微生物生長？沒錯。這裡先說明一下背
景：微生物並非生而平等。世界上有好幾百萬種微生物，其中
大部分對人完全無害，有些甚至非常有益。發酵基本上就是促
進乳酸菌等好的微生物在食物中大量生長。乳酸菌吃進糖，排
出乳酸，同時以快得連兔子也望塵莫及的速度繁殖。它們遵守
古羅馬的寶貴傳統，不斷吃喝、繁殖、嘔吐之後不省人事。這
場噁心（或美妙）的饗宴，可以把牛奶這類舒適的微生物家園
（非常適宜生存的6.5酸鹼值和非常棒的公立學校），變成具腐
蝕性的地獄沼澤，酸性比牛奶高一百倍，其他微生物絕大多數
很難生存，令我們生病的微生物尤其無法存活。這片腐蝕性地
獄沼澤的常見名稱是「優格」，還好它非常不適合肉毒桿菌生
存。乳酸菌只是眾多例子之一，發酵製作的食物不只優格，還
有乳酪、酸奶油、啤酒、葡萄酒、醋、德國酸菜、韓式泡菜、
麵包等等。

　　當然還有世界各地末日準備者必備的罐頭食品。罐頭食品

讓微生物無法接觸氧，你或許覺得這樣就能消滅所有微生物，
其實大錯特錯。老朋友肉毒桿菌在無氧環境下更開心，這代表
pH 值高於 4.6 的食物裝罐時必須加熱到一定溫度，並且維持一
段時間，讓肉毒桿菌殘留在罐頭裡的機率低於十億分之一。

• • •

凡妮・哈里（Vani Hari）在她 2015 年的書籍《食安甜心這
麼吃》（*The Food Babe Way*）裡這麼寫道：

> 走在賣場的走道上時，請把架上那些盒裝、罐裝、瓶裝
> 和包裝食物想成棺材，裡面裝著死掉的食物。保存這些食
> 物的防腐劑也會讓我們覺得自己已經死掉了。

把食物保存比做屍體防腐簡直驚嚇指數滿點！「防腐」會讓
我們想到殯儀館、死人和《六呎風雲》（*Six Feet Under*）影集[10]，
三者當中沒有哪個你想把它跟芝多司、臘腸或一坨芥末聯想在
一起。這位「食安甜心」真的是……說對了！在我看來，保存
食物不是「好像」在進行防腐處理，而是根本就是！呃……也
不是完全防腐，比較像……**簡約防腐**，或者說是**恰到好處的防
腐**。畢竟如果完全不防腐，不論植物或人的屍體，都一定會腐
敗。人類早就憑直覺知道這點，所以發明了一些很酷的東西。
舉例來說，我們吃鹽漬鱈魚乾時，就是在吃以古埃及人保存國
王遺體的方法處理的魚屍體，只不過古埃及人用的不是食鹽，

而是泡鹼。如果有機會吃到一種法國才有的巴黎火腿（Jambon de Paris），就是在吃用鹽防腐的豬屍體。這種火腿的製作方法是把鹽溶液注入豬的靜脈，跟美國各地殯儀館把甲醛注入遺體靜脈的方法完全相同。

當然還有蜂蜜。既然蜂蜜本身就是保存食品，那麼把東西泡在蜂蜜裡不就一勞永逸了？其實大家都知道這麼做：中國、印度、埃及、希臘、羅馬和許多原住民族都使用蜂蜜保存種子、野花、草莓和睡鼠等各種物品。沒錯，中世紀的人會捕捉屋裡的睡鼠保存在蜂蜜裡，當成零食吃（自己送上門的食物不吃白不吃啊！）史上最傑出的軍事家亞歷山大大帝安息後，要從現今的巴格達送往現在的希臘時，也是暫時安厝在蜂蜜裡。

當然，保存和防腐間的關聯現在已經沒有那麼密切，而比較像是化學象徵說法。舉例來說，就我所知，沒有人嘗試過把人的遺體當成馬鈴薯儲存碳水化合物的器官，油炸乾燥之後再切片保存。就算優格的保存方法仰賴的是與防腐處理相同的目的，也就是「防止微生物生長」，我也不會說優格做過防腐處理。儘管如此，為了證實我這樣比較時沒有嚴重偏離，我聯絡了一位研究人類和動物屍體腐化的科學家朵妮·史泰德曼（Dawnie Steadman）。史泰德曼主持的研究機構名稱很妙，叫做「身體農場」（Body Farm）。這片農場佔地約 1.2 公頃，他們把屍體露天放置，觀察分解過程，協助法醫科學發展。我問她，腐化的人類遺體和正在分解的牛排之間是否有重大差別，她說：「沒有，我認為兩者非常相似，腐敗的肉就是腐敗的肉。」

保存是某種防止肉類或植物腐敗的方法。所以就這點而言，食安甜心說對了。不過跟是不是防腐相比之下，防腐方式重要得多。我們絕對不會想吃用甲醛防腐的博物館標本。但用水、醋酸和鹽的混合物「防腐」的小黃瓜（俗稱醃小黃瓜）有什麼理由讓人擔憂，我就搞不懂了。我們用鹽處理法老王或是魚，或是把睡鼠或亞歷山大大帝泡在蜂蜜裡，它們的化學過程都極為相似。

有些保存食物的確是防腐處理過的屍體。當然不是完全防腐，還不至於永遠不會分解，只是足以讓我們靠它度過冬天。

• • •

保存能做出許多創意食物，這讓我想到另一個加工食物的理由：為了好玩。這本書的讀者可能都把食物視為樂趣——試著用新點子修改食譜、探索各種烹調方法、試用奇特的材料等等。但人類把食物當成樂趣的歷史不長。我們的祖先沒有烹飪節目、沒有詳細的食譜、沒有舒肥器材、也沒有分子料理。史前時代的廚師能做的事不多。

不過……說不定有幾個例外，比如說敲碎骨頭取出裡面柔軟油潤的骨髓，或是舔某種岩石享受鹹味。我雖然沒辦法證實，但我願意用我最後一片 Necco 糖打賭，史前時代最美味、無毒和純粹的零食就是蜂蜜。幾千年前人類還不會用甘蔗製糖（人類從公元一世紀才開始製糖），對於當時的人而言，蜂蜜應該是他們吃過最甜的東西。

　　蜜蜂花費許多時間和體力建造蜂巢，生下大量幼蜂，用蜂蜜餵養幼蜂，同時自己也吃蜂蜜過冬。對蜜蜂而言，蜂巢是家、是能量來源，也是下一代的基礎。但對其他生物而言，蜂巢是美妙的食物。蜂蜜含有豐富的糖，幼蜂的平均蛋白質含量和牛肉相仿，而且脂肪更多。難怪保護蜂巢如此重要，而且蜜蜂是很具創造力的警衛。

　　假如有一隻螞蟻想走進蜂巢。蜜蜂會以每秒約275下的頻率拍動翅膀，產生氣流，把螞蟻吹走。黃蜂比較不好對付。有幾種黃蜂會獵殺成年蜜蜂，通常是在蜜蜂帶著蜂蜜回巢途中下手。黃蜂大多沒有刺（但有堅硬的外殼），所以蜜蜂必須很有創意。大約15到30隻蜜蜂負責抓住黃蜂，形成一團蜜蜂球。如果成功，蜜蜂會一起搖屁股，讓自己和被包圍的黃蜂體溫升高到超過攝氏43度。某幾種黃蜂很耐熱，所以除了提高體溫，蜜蜂還會阻止黃蜂移動腹部，把牠悶死，就像相撲力士直接壓住你的胸部那樣。防禦熊或人類等體型較大的生物時，蜜蜂絕對會用叮的[11]，但大多數蜜蜂在防禦時不會真的叮，只會騷擾。牠們會飛向目標、發出很大的嗡嗡聲、用咬的，甚至拉頭髮（每次只拉一根，但真的會拉！）。基本上牠們的方法是讓採蜜經驗越恐怖越好。

　　為什麼要這樣？因為蜂蜜很神奇。蜂蜜大概是自然界中熱量密度最高的食物。它便利地包裝在中心位置（但不見得容易取得），還附送富含蛋白質和脂肪的幼蜂。此外容我提醒一下：蜂蜜非常美味。

我認為，像早期人類那樣想出巧妙方法取得蜂蜜並不是加工，只是偷取其他動物加工的食物。如果住在蜂巢附近，偷取蜂蜜沒什麼不好，但如果不是，就必須想其他方法取得糖。

• • •

植物透過組織深處的篩管，不斷把糖水從葉片輸送到其他部位。如果想吸收到這些糖，直接啃植物是沒用的。葉子、細枝、莖，也就是這條糖分高速公路在植物內部通過的部分，其實都不是甜的（想想看西洋芹是什麼味道）。這是因為當我們用牙齒咬下一大口植物時，吃到的除了篩管，還包括糖水不會通過的其他部分，這些部分都會抵消糖水的口感。此外我們還會吃到植物特意製造的苦味化學物質，當然不好吃。可惜的是，我們沒有精細的器官能深入植物的糖分高速公路。不過有一種生物可以：蚜蟲。

蚜蟲又稱為「植物的蝨子」，體型很小，通常是綠色，是植物的死敵。故事從一隻母蚜蟲（就叫牠美寶好了）落到一株植物上開始。大多數蚜蟲身長約兩、三公釐，美寶身長約五公釐，以蚜蟲而言算是大的。美寶發現適合的地點時，會吐出一小滴唾液，唾液會快速硬化，黏度變得和花生醬差不多。唾液逐漸硬化時，美寶放出口針（stylet），這個器官有點像皮下注射針，不過是軟的，而且裡面不只一條通道，而是兩條。

口針其實就是美寶的嘴巴。牠的臉長得不像臉，比較像一支又長又軟的針。

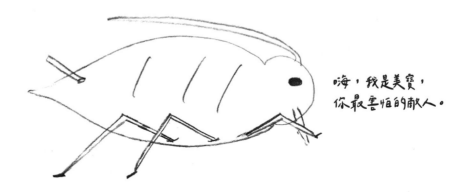

嗨，我是美寶，你最害怕的敵人。

　　美寶用皮下注射針臉穿進剛剛吐出的凝膠狀唾液，口針尖端很快就接觸植物表面。美寶的口針和醫師用來注射的金屬針不同，不會刺穿植物細胞，只會在細胞之間鑽來鑽去。美寶輕柔地讓口針在植物內部逐次推進：每次推進前牠都會先吐出一小團凝膠狀唾液，再把口針穿進這團唾液，口針尖端穿出唾液時，牠又吐出一團唾液，用口針穿進這團唾液再穿出，如此不斷循環。這些凝膠狀唾液硬化後形成護鞘，保護（和潤滑）口針，以便口針在植物細胞間前進，逐漸深入植物內部。

　　偶爾美寶需要確認方位。牠的口針沒長眼，無法知道自己在植物內部的哪裡，所以必須讓口針尖端鑽進鄰近的細胞，牠好啜一下細胞裡面的物質。換句話說，牠會把細胞內部物質吸進皮下注射針臉裡的一條通道，「嘗嘗味道」。我們不大清楚美寶怎麼「嘗味道」，但猜想牠是嘗嘗看味道是甜是酸，如果不夠甜或太酸，就會收回口針，換個方向，繼續刺探植物，最後就會找到植物解剖學界的聖杯——被視為糖分高速公路的篩管。

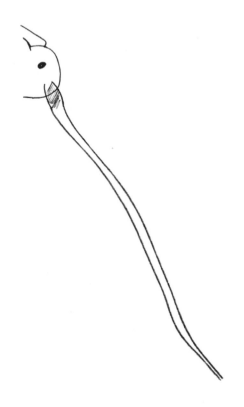

　　你們或許會想，植物當然不想被穿透，尤其不希望篩管被找到，因為植物知道篩管一旦被找到就會引來規模更大的行動，竊取它們努力生產的糖。植物並不小氣，它們不介意跟昆蟲或動物公平交易，有點像這樣：

　　「嘿，那個會動的東西！我沒辦法移動，但我剛剛享受了魚水之歡，需要你幫忙把受精的胚胎帶走，讓它們散播到全世界。為了回報

你，你可以暢飲美麗花朵裡的花蜜，或是吃我的甜美果實。聽起來不錯吧？很好，就這麼說定了。」

但是如果有動物只想吸取糖分，不想付出，植物就不客氣了。舉例來說，如果有毛毛蟲又咬又撕又扯植物組織，植物就會用許多方法反制。會有電訊號和化學訊號傳送到植物其他部位，警告它受傷了。篩管裡細長的forisome蛋白質的直徑便會膨脹到兩、三倍，堵住篩管。細胞開始製造稱為「胼胝質」（callose）的糖，協助阻塞篩管。

但美寶知道這場防衛戰即將展開，因此牠一確定鑽到的細胞是篩管，立刻就吐出另一種唾液中斷植物的防衛反應。現在牠佔了上風，壓制住植物的篩管防衛系統，而且由於篩管裡已經有壓力，牠甚至連吸都不用吸，只要打開或關閉頭上的閥門，控制流進嘴裡的汁液就好。

不過美寶還得應付植物的另一個汁液防衛措施，就是糖。更明確地說，是篩管汁液的濃度可能造成可樂效應或糖漿效應。濃度這麼高的糖漿進入美寶的消化道時，會迫使水排出細胞[12]，因此美寶體內更深層的其他細胞必須把水送上前線，補充損失。糟糕的是，美寶必須進食，所以牠繼續大口吞糖水，水分也不斷流失。進入美寶體內再排出的汁液越多，被「吸走」的水就越多。如果美寶不停止吸取植物汁液，將會因為流失過多水分而脫水，暈厥，最後死亡。

或者至少很可能會死⋯⋯如果牠沒用兩個巧妙的方法來解

決水分流失問題。第一個方法非常簡單：每隔一段時間，美寶會收回糖分高速公路上的口針，改成探測木質部（負責從根部把水向上輸送的部位），吸收一些涼爽的水，讓脫水的組織恢復。第二個方法是美寶體內有一種酵素，能使糖分子結合在一起，降低植物汁液使細胞脫水的效果。這兩個方法對美寶很棒，但對植物很不利，因為這樣一來美寶就能隨意喝到飽了。

• • •

現在我們來看一下這有多誇張。一隻比指甲還小、比十公分長的頭髮還輕的昆蟲，竟然能：

1. 把柔軟的針狀嘴臉鑽進植物細胞，深入樹枝表面好幾公釐（有時甚至能鑽進樹皮）。
2. 尋找和鑽入以每平方英寸100至200磅壓力輸送濃度30%的糖水的植物細胞。
3. 在植物幾乎沒有察覺的狀況下，任意吸取植物汁液，不會因為高濃度糖水導致脫水而暈厥或死亡。

人類沒辦法做到這些……即使可以，也得製造一支直徑跟捲筒衛生紙差不多、長度相當於左腳的針管，把這支針裝在嘴上，趁消防車噴水時偷偷靠近，把這根粗針插進消防水管，想辦法控制流進消化道的水量，還要避免消防隊員發現。

不過我們先回頭談美寶，牠的部分還沒談完。

　　美寶不是小口啜吸汁液，而是大口牛飲。為什麼呢？為了我們非常熟悉的理由：吸收必需氨基酸。即使不知道必需氨基酸分子長什麼樣子，應該也聽過這個名詞。氨基酸是蛋白質的建構單位，自然界中大約有二十種氨基酸。人類和美寶等絕大多數動物，體內能製造大約一半的必需氨基酸，這些不需要額外攝取。至於另外一半，我們和美寶一樣都必須從食物攝取，否則身體就無法合成需要的蛋白質，會導致各種不良後果。植物汁液恰好就含有美寶需要的各種氨基酸〔13〕，只是含量非常低，所以為了攝取到足夠的必需氨基酸，加以篩管內的壓力非常大，美寶別無選擇，只能大口吞下汁液。

　　這代表美寶也拉得很多。

　　蚜蟲的排泄物跟我們的不同。化學上它跟汁液差別不大，同樣是透明無色、甜甜的液體。有些人或許聽過它的另一個名字：甘露（honeydew）。美寶還是小姑娘時，**每小時可以排出和體重相當的甘露**，長大之後每小時大約排出一毫克甘露。聽起來很少，但別忘了牠的體重只有**兩毫克**。我們人類就算像生產鵝肝醬的鵝一樣被強迫餵食，同時得到史上最嚴重的腹瀉，也沒辦法每小時排出相當於一半體重的排泄物。

　　這只是一隻蚜蟲。如果是**整群蚜蟲**，排泄量可能會讓我們難以想像。在德國某些森林中，一棵樹上的蚜蟲群每年能產生將近六十公斤乾甘露〔14〕。依森林密度和蚜蟲數量不同，每年每英畝大概可以生產幾百公斤甘露。

　　不過談完甘露後，美寶的話題還是沒結束。蚜蟲的生命循

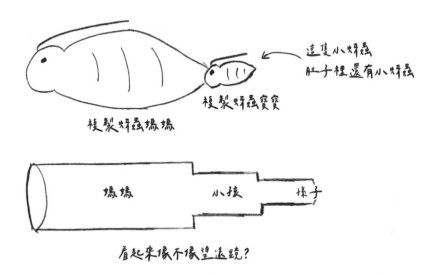

這隻小好蟲
肚子裡還有小好蟲

複製好蟲寶寶

複製好蟲媽媽

媽媽　　小孩　　孫子

看起來像不像望遠鏡？

環和繁殖方式相當複雜。到了冬天，美寶可以選擇跟雄蚜蟲交
配，生下同時擁有牠和雄蚜蟲兩者DNA的卵。但到了夏天，
美寶不會跟雄蚜蟲交配，但還是能產卵，這時生下的是一隻活
生生、已經孵化、和牠基因完全相同的複製蚜蟲。這隻蚜蟲出
生時，肚子裡已經有另一隻小蚜蟲。科學家給這種方式取了個
很響亮的名字：重代（telescoping generation）。

假設這些蚜蟲沒有被瓢蟲或其他掠食者吃掉，一季就能生
下二十代蚜蟲。

總而言之，植物基本上是蚜蟲的巨型吃到飽餐廳。如果美
寶和家族喜歡吃這些東西，牠們會：

1. 大口吞食篩管裡的汁液好幾天，搶奪植物最重要的營養。

2. 認真努力地繁殖。
3. 就像拿著冰淇淋甜筒的兩歲小孩一樣，把黏呼呼的含糖排泄物弄得到處都是。

　　如果是部落族人，例如幾千年前居住在美國加州的圖巴吐拉巴族（Tübatulabal people），就絲毫不會覺得困擾。事實上，他們或許已經找出利用的方法。

· · ·

　　最先發現蚜蟲排泄糖的有可能……不是人，而是螞蟻。即使過了幾億年，有些螞蟻仍然會向蚜蟲採集糖。現在，如果讓 *P. Cimiformis* 蚜蟲把口針穿入植物，再把 *T. semilaeve* 螞蟻放在植物的莖上，大概會出現這種狀況：

1. 螞蟻跟蚜蟲不期而遇，做出科學家所謂的「觸角揮動」動作，看起來很像五旬節派牧師為教徒進行信心治療時的快轉影片。
2. 蚜蟲的回應是踢起後腿，排出一滴甘露，同時把臀部轉向螞蟻（科學家稱為「肛門指向」）。
3. 螞蟻恭敬地收下這滴甘露，開始啜飲。
4. 螞蟻接著會角觸（用觸角觸摸）蚜蟲肛門周圍，可能是為了確認甘露持續流出。

為了回報蚜蟲持續供應甘露，螞蟻會保護蚜蟲不受掠食者侵害，這是典型的共生關係。

像螞蟻那樣直接食用蚜蟲的排泄物當然很好，但圖巴吐拉巴人、歐文谷派尤特人、驚奇谷派尤特人、亞瓦派人、托赫諾奧哈姆人，或是幾百年前的其他美洲原住民必須更有創意一點。如果在夏天時仔細觀察蚜蟲，應該會發現一段時間之後，甘露的水分蒸發，會在牠們吸食的可憐植物表面留下一層結晶糖，在加州，這類植物通常是水蘆葦、蘆葦或高莖草。人類從這一點想出巧妙的處理方法，用來製造「甘露球」──其實更直接的說法是「蚜蟲排泄物球」。夏末或秋初開始下雨前，美洲原住民會割下蚜蟲夏季取食的長草，把草桿放在太陽下晾乾，然後放在熊皮或鹿皮上用棍子死命地打。將草充分打軟之後，甘露會脫離草桿，落在動物皮上。原住民再把這些甘露集中起來，捏成小塊或圓球，直接吃或用火烤熱後吃。

另外，在處理取自大自然的東西方面，美洲原住民自古以來就非常厲害。蚜蟲糖果可不是我們隨便走進森林就做得出來的東西。我們能用地衣和適當比例的水藻和真菌做出嬰兒尿布嗎？用羊角做膠？或是用泥雞的皮做手套〔15〕？沒辦法。大多數人在國家公園裡沒辦法單獨生活五天以上，但有一位通瓦族女性在面積相當於華盛頓特區 1/3 大的島上單獨生活，而且一過就是十八年。

· · ·

現在我們評判食物的標準是潔淨程度。歷史悠久、有機、天然，而且沒有經過加工的是好食物。現代、工業以及超高度加工的是糟糕的食物。不過真實歷史把這兩類變得複雜起來。蚜蟲排泄物球應該算什麼？我可以把它想成便利商店賣的塑膠包裝食物，也可以想成有機食品店賣的紙包裝食物。冷凍乾燥馬鈴薯呢？除去毒素的樹薯呢？

通往地獄的道路（瑞氏花生醬巧克力當路基、爆漿水果軟糖裝飾，再撒上芝多司粉）或許沒有我們以為的那麼現代。現在的狀況或許源自非常古老的趨勢。

首先是去除食物毒性：在死和不死之間，人類投注許多智慧和努力避免死亡，可能是花上好幾小時磨碎樹薯球根、冷凍乾燥馬鈴薯，或是各種各樣的處理技巧。

第二是保存。有人說需求為發明之母，這句話或許沒錯，但我想補充一下，懶惰也可能是發明事物的強大動機。好不容易獵到食物，為什麼要讓它腐敗，逼得自己不得不再次出門打獵？想想該怎麼保存這些已經死掉的動植物，讓自己有更多時間在營地耍廢不是更好嗎？最後是提升食物風味。從人類靠進食維持生命開始，應該就有人對食物的甜味、鹹味和油潤程度感到不滿意，想要濃縮這些風味或創造新風味，古早的方法是吃蚜蟲的排泄物，年代較近的方法則是種植甜菜，再把用甜菜製造的糖用在各種想得到的食物上〔16〕。

但我們的祖先不擔心這些加工食物可能導致癌症。為什麼？因為在那個時代，真正的生命威脅是……有毛的，也可能

有外骨骼和八隻腳。還可能生長在地下。大多數可能害死人的東西都是活的（就像現在的澳洲）。這些威脅都不難發現，也不是工業製品。當時人類接觸的化學物質大多是大自然「天擇」的結果。對世界上大多數生物而言，現在的生活輕鬆得多也安全得多。有些威脅仍然有毛又有八個眼睛，但如今我們死於心臟病或癌症的機率，要比死於毒蜘蛛或感染的機率高得多。而眾所周知，心臟病和癌症都跟超高度加工食物關係密切。

因此有人主張，超高度加工食物既現代、工業化又不自然，所以對人不好。但如果不管一種食物或化學物質好還是不好，只看它是不是可有可無，那會怎樣？這裡要先說明一下：進食需求就像呼吸空氣跟喝水一樣，不是人類自己發明的。不過許多接觸化學物質的機會確實是我們創造的，例如燃燒某種植物葉片後產生氣溶膠，再吸入這些氣溶膠，也就是「吸菸」。或是曬太陽前在皮膚上塗抹某種黏度介於奶油和油脂之間的白色物質「防曬乳」。這兩者都是接觸化學物質，也完全且絕對可有可無。所以在弄清楚哪些食物好或不好之前，必須先討論不是食物的東西。

首先，我們將探討吸菸和吸電子菸。

接著探討防曬乳。

最後，我們要綜合從這兩種化學物質接觸獲得的知識，進一步了解最重要的化學物質接觸──食物。

1　說「一大堆」其實還不足以表達這些微生物的數量。如果把全世界所有動物園的動物數量加起來，再加上幾千兆，大概才相當於冰箱裡一小塊腐肉上的微生物總數。

2　腸道菌群是我們的微生物群落（microbiome）的一部分；微生物群落指所有生活在人類體表和體內的微生物。

3　我實際計算過，狀況大概是這樣：4.5公克甲醛能完全「固定」100公克一般水溶性蛋白質。依照這個比例，3公斤三秒膠能完全固定一個68公斤的人。紐約市大約有800萬人，所以需要大約2450萬公斤三秒膠來固定所有人。大多數三秒膠的主要成分是氰基丙烯酸酯，密度大約是每毫升1.1公克，所以2450萬公斤大約略多於2200萬公升。

4　不是所有食物變質都是由微生物所引起，有些是食物本身發生的化學反應的結果，沒有任何其他生物參與。例如像橄欖油這樣的不飽和脂肪之所以變質，是脂肪中的雙鍵與空氣中的氧氣反應所致。

5　熱壓超音波是同時對食物施加高壓、高溫和強大的音波，就像某個無聊男子在你做熱瑜珈時約你出門一樣。

6　令人困惑的是，儘管單一分子表現得好像具備磁性，一整杯水卻沒有磁性（試試在水的周圍揮動磁鐵——什麼都不會發生）。水分子之所以表現得像小磁鐵，是這些分子的原子核和電子產生的電場導致的。很奇怪，我知道。要怪就怪物理學吧。

7　大腸桿菌名稱中的 *Escherichia* 來自1886年發現它的德國醫師塞奧多爾・埃舍里希（Theodor Escherich），*coli* 來自拉丁文的colon，意思是結腸。所以這種細菌的名稱其實就是「德國醫師的結腸菌」。誰說科學命名都很無聊？

8　老實講，每個人家裡都有一罐1997年擺到現在的蜂蜜，而且狀況還很好。

9　如果有新手媽讀到這本書，可能會這麼想：給我等等，如果微生物沒辦法在蜂蜜裡存活，我為什麼不能給寶寶吃蜂蜜？答案是蜂蜜裡可能有肉毒桿菌（*Clostridium botulinum*）的孢子。孢子是細菌遭遇到惡劣環境，無法正常存活，但沒有被消滅時的樣子。孢子無法活動或繁殖，但也沒有死掉。它們處於蟄伏模式，等待時機或命運把它們從惡劣環境（例如蜂蜜）移到舒適環境（例如寶寶的腸道）。到達舒適地帶時，孢子就會萌發變成細菌。以肉毒桿菌而言，這當然非常不好，因為肉毒桿菌正常運作時會釋出極毒的蛋白質，毒性比氰化物高數十萬倍，不過沒有人在管這些。

10　編註：《六呎風雲》是2001年開播的一齣美國影集，內容是講經營一家葬儀社的

家庭各成員所發生的事。

11 蜜蜂叮人之後其實不會馬上死亡。沒有刺的蜜蜂還能活一到五天。

12 這個過程稱為滲透作用。如果想實際觀察滲透作用，可以在一杯水裡放幾小匙鹽，再放進一片羅蔓葉。二十分鐘後這片菜葉會變得很癟，原因是鹽使菜葉細胞中的水滲透出來。美寶的狀況也是這樣，但主要原因不是鹽而是糖，受害者不是生菜細胞，而是美寶的細胞。

13 就技術上而言，植物汁液本身其實沒有美寶需要的全部氨基酸。但美寶體內有一種細菌，能把植物汁液中的氨基酸轉換成牠需要的必需氨基酸。蚜蟲跟我們一樣，身上也有微生物群落。

14 「乾」甘露是水分蒸發後的甘露，所以這棵樹的蚜蟲群排泄物的實際重量大約是227公斤。

15 有些人可能不知道泥雞是什麼，那是一種長得像鴨子的生物。

16 這些趨勢不是互不相干，而比較像是同一條馬路上的巷子。保存食物可能同時濃縮風味，果醬就是這樣。去除食物毒性也可能同時保存，例如艾馬拉人的冷凍乾燥馬鈴薯。發酵尤其複雜：讓食物發酵但不改變它的風味非常困難，甚至可說不可能。此外相同的東西往往在某個文化中是美食，在另一個文化中卻是壞掉的垃圾（請搜尋「瑞典鹽醃鯡魚」就知道）。當然，除了除去毒性、保存和提升風味，人類加工食物的理由還很多。舉例來說，人類發明茶的部分原因是為了享受咖啡因引起的興奮感。

PART 2

怎樣才算對身體不好？
How Bad Is Bad?

「放下香菸，吸菸對身體不好。」
——上帝

4 菸槍？怎樣才算確定？

The Smoking Gun,
or What Certainty Looks Like

本章主題：香菸、西班牙肋突螈、
爆炸的電池、牙齒和著色性乾皮症。

你或許已經知道吸菸對身體不好，因為你爸媽這麼說。
但是他們怎麼知道？可能是 1964 年時美國公共衛生部長說
的，但當時的公共衛生部長路德・泰瑞（Luther Terry）又是怎
麼知道的？

其實不是你想的那樣。

要證明吸菸有害健康，最簡單直接的方法是進行隨機對照
試驗，這方法跟第一章提到的方法相當接近：找一群不吸菸
的人，將他們分成條件幾乎完全相同的兩組（放到不同的荒島
上），要一群人繼續不吸菸、另一群開始吸菸，接著每年檢查
一次兩組人的身體狀況，連續檢查五十年。

從來沒人做過這個研究。為什麼呢？因為這樣花費非常龐
大，而且非常麻煩。不過話說回來，哈里發塔[1]這麼大的建
築物也是有人做。沒人做過這個試驗的真正原因是醫學倫理。
早在 1950 年代，就有許多人強烈懷疑吸菸有害身體，所以遵守

倫理的研究者不可能找不吸菸的患者參與實驗，要求他們開始吸菸。此外不吸菸的人多半不想吸菸，所以也不可能自願參與要他們「做他們本來就不想做的事」的實驗。由於這些理由，以前沒有人做過吸菸的隨機對照試驗，未來也不可能有[2]。

那科學怎麼知道吸菸對身體不好？方法多得說不完。首先，我們知道香菸的煙含有七十多種分子，每種分子都可能導致一種癌症。還記得第三章中從不挑食、能和各種生物分子產生化學反應的甲醛嗎？其實甲醛也會導致人類罹癌，而香菸煙中就有甲醛。苯也是一樣。砷除了是古時候最常見的毒藥，在使用劑量極低、不至於立刻死亡時，也是一種致癌物。

可以想見應該有人會問，我們怎麼知道這七十多種分子都會導致癌症？就其中許多分子而言，是因為有某些行業（例如十九世紀倫敦的煙囪清潔工）經常接觸大量化學物質（例如煙灰），而且從事這個行業的人罹癌率特別高（例如陰囊癌）。世界上某些地區的飲水中含有砷等其他化學物質，這些地區也出現了許多癌症病例。此外還有動物實驗。近五十多年來，數百名科學家以香菸煙中所含的七十多種化學物質，在我們所知的各種動物身上進行了數千次實驗，結果這些物質都至少會導致一種動物罹患癌症。

我們現在稍微縮小範圍，看看香菸煙中的一種化學物質N－亞硝胺（N-nitrosamine）。這種惡劣分子可導致彩虹鱒魚、斑馬魚、青鱂、孔雀魚、花斑與劍尾魚的混種、西班牙肋突螈、蹼足蠑螈、非洲爪蛙、北方爪蛙、草蛙、鴨子、雞、澳洲草原

鸚鵡、負鼠、阿爾及利亞刺蝟、樹鼩、歐洲倉鼠、敘利亞黃金倉鼠、中國倉鼠、遷居性倉鼠〔3〕、短尾迷你倉鼠、沙鼠、白尾大鼠、一般大鼠、小鼠、天竺鼠、鼬鼠、狗、貓、兔子、豬、粗尾嬰猴、捲尾猴、草原猴、赤猴、恆河猴和食蟹猴等動物罹患癌症。

一共有三十七個物種。

除了把一種化學物質給予許多種動物，科學家也以不同方式把同一種化學物質給予一種動物。舉例來說，我們來看看N－亞硝胺族中的NNK這種化學物質。

科學家把NNK放進大鼠的飲用水裡。

結果是：大鼠罹患肺癌。

注射到大鼠的皮下。

結果是：罹患肺癌。

用餵食管直接放進大鼠的胃裡。

結果是：罹患肺癌。

抹到大鼠口腔裡。

結果是：罹患肺癌。

透過導管直接放進大鼠的膀胱裡。

結果：還是罹患肺癌！

科學家不只試驗不同的物種和不同的接觸途徑，還試驗不同劑量。這點很符合直覺：如果毒物劑量增加，症狀隨之變嚴重，就表示毒物和症狀有關聯。至少三個研究機構的科學家做了一連串十次實驗，確定了「劑量反應曲線」——我比較喜歡

稱它為「糟糕程度曲線」。基本上，科學家給予多組大鼠不同劑量的NNK，記下每個劑量有多少大鼠得到肺癌。舉例來說，每公斤體重接觸0.034毫克、每星期三次、連續接觸二十週，大約有5％的大鼠得到肺癌。但劑量提高到每公斤體重1毫克時，就有50％的大鼠得到肺癌。劑量再提高到每公斤10毫克時，有90％的大鼠得到肺癌（供參考：氰化物毒死50％大鼠的劑量是每公斤約5毫克）。

可以想見，這些實驗讓科學家投注大量時間，也讓小鼠得到大量癌症。1978至1997這大約二十年間，科學家發表了二十八篇研究論文，裡面有幾千隻可憐的小鼠、大鼠和倉鼠接觸了NNK（還有沒接觸NNK的幸運兒）。接觸NNK的動物罹患癌症的數目，顯然比未接觸NNK的動物多。這些（以及許多）

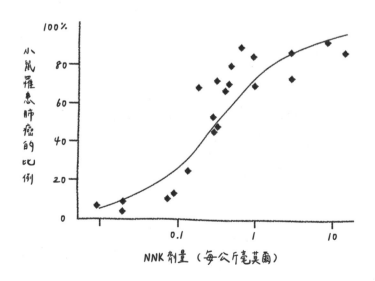

研究相當有憑有據地指出，NNK和其他Ｎ－亞硝胺可能是許多動物的致癌物質。

不過等一下。證明香菸煙含有已知會導致動物和人類罹癌的物質（先不管可信度如何），並不能證明吸菸就對身體不好。不難想像菸草公司會說：「沒錯，煙確實含有一些化學物質，但它們只接觸肺半秒鐘就被吐出去了。這些化學物質根本不會停留在人體內。」

其實真的會，而且我們知道，它們至少會以三種方式留在體內。第一種是惡名昭彰的黑肺。還記不記得高中老師拿出一張黑嘛嘛的肺部圖片，說這就是老菸槍的肺？事實上這些「展示用」的肺是豬肺。由於家畜通常不會每天抽兩包菸，連抽二十年，實際上這些豬肺是以人工染成棕色或黑色[4]。所以如果擁有Ｘ光眼，看得到吸菸者的胸腔內部，就會知道裡面看起來不像煤礦。但如果我們用顯微鏡比較真實吸菸者和不吸菸者的肺，就會看到兩者的肺裡有許多巨噬細胞（macrophage）。這些細胞是免疫系統的一部分，通常會吞掉煙微粒等所有外來物質，防止它們造成傷害。但在吸菸者的肺裡，巨噬細胞會變成黃色、棕色甚至黑色，依吸菸時間而定。原因是煙微粒不容易化學分解，所以巨噬細胞會把它們存放在「細胞裡的細胞」中。想像一下父母家的地下室有一大堆垃圾袋，裡頭裝滿沒用又危險但沒辦法丟掉的垃圾，巨噬細胞也是一樣。這些微粒累積到一定程度，就會形成黃色或棕色小點；吸菸越多，肺裡的斑點就越多。

　　香菸煙進入體內的第二種方式，是由於放射性追蹤劑研究。科學家用放射性原子標記某些分子，再用先進的蓋格計數器測量要觀察的器官有多少放射性（也就是有多少被標記的分子）。多年以來，放射性追蹤劑研究非常多，但其中有一項特別重要：2010 年，有科學家發表一份報告，這項研究先以放射標記香菸裡的尼古丁，再把受試者放進放射掃描器，要他們吸一口含有放射性標記尼古丁的香菸。吸過香菸後大約 12 秒，受試者的肺裡就出現放射性；吸過後大約 22 秒，受試者手腕血液中就出現放射性；吸過後大約 50 秒，受試者的大腦中就出現放射性。這點非常了不起，這應該是我們最可能看到化學物質隨時間擴散到體內各處的機會（至少近期內是如此）。

　　香菸中的化學物質進入體內的第三種方式是尿尿。現在已經有好幾十篇、甚至好幾百篇「尿液代謝物生物標記」研究，說白一點就是「測定尿尿中的某些化學物質」。不過我們先暫停一下。各位應該聽過「新陳代謝」，不過情境大概是這樣：「吼，外面好冷，今天我新陳代謝好──慢。」但是新陳代謝遠遠不只是我們燃燒食物的速度，而是一群錯綜複雜的化學反應，會決定每個分子（包括食物、飲料、藥品或香菸煙等等）進入體內後的命運。新陳代謝會改變香菸煙的分子，使它更容易溶於水，協助身體藉由尿液排出。這些分子進入尿液後，科學家就偵測得到。麻煩的是香菸煙裡有許多種化學物質，新陳代謝反應也有很多種，所以很難知道哪些化學物質來自香菸，哪些又來自食物、飲料、其他藥物，甚至周遭環境。有好幾百

篇研究比較了吸菸者和不吸菸者，試圖解開這個祕密，最後科學家列出在化學上可能與香菸煙裡的致癌物有關的八個生物標記。後來在2009年，有個科學團隊發表了一篇研究，他們在研究中：

1. 找來17名吸菸者。
2. 測量這八種化學物質在17名吸菸者血液中的含量。
3. 要求吸菸者戒菸。
4. 每隔幾星期測定這些受試者體內的這八種化學物質，持續兩個月。

受試者戒菸後三天內，八種生物標記中有五種降低80％以上、有一種降低50％左右。第七種生物標記在十二天後降低了80％。八種中只有一種在戒菸後沒有降低。這個實驗相當可信，因為不是比較兩個人，而是比較同一個人吸菸和不吸菸時的狀況。

因此科學家已經排除合理懷疑，確定香菸煙含有致癌物，而且吸菸會把這些致癌物帶入體內。這看來似乎是明確證據（確實也是），但還不足以證明吸菸會導致肺癌。目前可以確定的，是吸菸會把致癌物帶入體內。那麼這些物質進入體內之後會怎麼樣？

要解答這個問題，必須先弄清楚香菸煙中的七十多種致癌物進入體內之後，每一種會怎麼樣，也就是它們的「代謝

命運」。其實致癌物質最初的形式通常不會致癌，但它們經過我們的代謝機制（明確的說是個名稱很有終結者氣勢的蛋白質，叫做「P450細胞色素」）之後，在極短的時間內轉換成活化（activated）形式，也就是化學活性被開到最大。這些物質大多數時間不具活性，可以安全地經由尿液排出，但偶然會有個活化的分子跑出來，和細胞中的其他物質結合，更偶然的情況下會跟我們的老朋友DNA結合。過去七十多年來，針對數百種致癌物反覆進行的實驗，已經驗證了致癌物進入細胞、被P450細胞色素活化、再跟DNA結合這個常見途徑，實驗標的除了香菸中的致癌物，也包括香菸以外的致癌物。

　　因此我們又找到了一個連結：香菸煙裡的致癌物和DNA結合。不過信不信由你，化學物質和DNA結合還是無法證明它們會導致癌症。我們必須弄清楚化學結構改變的DNA會怎麼樣。

　　化學物質和DNA以人體預期以外的方式結合時（像香菸煙的致癌物那樣），人體處理受損的DNA的方式，就跟我們處理壞掉的電腦一樣：修理這個壞東西。狀況好的時候，細胞成功修復DNA，我們繼續生活，就像什麼都沒發生過。不過有些時候，損傷無法修復或修復失敗，在這種狀況下細胞會說：「我不行了……」然後自殺[5]。這聽起來好像很糟，但還不是最糟糕的狀況，有幾種狀況更糟。細胞可能修復了損傷，但修得不好，也可能它根本沒發現損傷，所以開始複製自己的DNA，然後又複製錯誤。無論哪種狀況，結果都是發生突變。

120

你們應該聽過DNA突變。突變是遺傳密碼改變，遺傳密碼是細胞用以活動的藍圖。如果我們目前的推理思路正確，應該會猜得到吸菸者DNA中的突變比不吸菸者**更多**。確實如此。由於大規模DNA定序的花費到近年來才降低，可以定期執行，目前支持這個猜想的研究報告不算很多。但有個例子令人驚訝：研究人員以手術切除一名五十一歲男性的肺部腫瘤，這位患者每天吸25支菸，為期15年，突變比不吸菸者多五萬個以上。其他研究的差距沒有這麼大，但也指出吸菸者的突變比不吸菸者多出許多。

不過還沒結束。科學家已經提出相當令人信服的證據，證明吸菸者DNA中的突變較多，但我們怎麼知道這些突變會導致癌症？

1938到2017年間，美國政府撥出近一千三百億美元給美國國家癌症研究所（NCI）。現在，NCI每年大約花費五十億美元在癌症研究上，使癌症成為美國最大的研究經費目標。這些錢有許多花在研究癌症的成因，目前有共識的答案是DNA突變導致癌症或促使許多種癌症增長[6]。我們來看看支持這個說法的兩項證據（另外還有許多）。

其中一項證據來自一個完全不同的領域。「著色性乾皮症」（xeroderma pigmentosum，簡寫為XP）這種罕見疾病聽起來像哈利波特的咒語，但其實它是一種很嚴重的疾病。著色性乾皮症患者對太陽**極度**敏感，在大太陽下幾分鐘就會嚴重曬傷，沒有遮蔽的地方都會長出斑點，眼睛發紅，二十歲以下患者罹患皮

膚癌的機率是一般人的1000000％，我沒打錯字，是百分之一百萬。1968年，科學家發現XP的病因是人體負責修復DNA的幾個重要基因出現遺傳性突變。這點十分符合DNA突變可能導致癌症的理論：如果人體無法修復DNA，DNA損傷就更容易形成突變。這可以解釋XP患者的罹癌率為什麼特別高。

另一項證據和吸菸比較有關。科學家近年來定序了188個肺部腫瘤的數千個基因，發現兩個最常出現突變的基因是KRAS和TP53。感謝NCI投入癌症研究的一千三百億美元，現在我們知道，這兩個基因分別與促使細胞快速生長（KRAS）和阻止細胞在失控時自殺（TP53）有關——這兩種行為都是癌症細胞的重要指標。所以這是很好的線索，但要證明這些基因裡的突變**導致**癌症，我們必須真的使基因突變，看看會有什麼狀況。厲害的是，真的有技術能把突變的KRAS和TP53放進人類卵細胞，看看生出來的人類是否會罹患肺癌……不過這種研究方式太殘酷了。因此科學家是讓56隻小鼠的這兩個基因突變。結果**每隻**小鼠都得了肺癌，其中有19隻小鼠（34％）的癌症出現轉移。相比之下，只有KRAS突變的小鼠僅僅5％癌症出現轉移。

• • •

準備來看個有趣的轉折嗎？有個離奇但真實的統計數字：吸菸者有10％到20％罹患肺癌。我們可以用兩種態度來看這個數字。第一種是「靠，吸菸者有1/6得到肺癌，如果不吸菸

應該就不會得了。」另一種是「靠，經常吸入70多種致癌物，竟然沒有讓每個人都得肺癌？」我自己屬於第二類。我是覺得，如果吸菸這麼明確地會導致肺癌，那麼吸菸者沒有全都罹患肺癌確實有點神奇。無論抱持哪種態度，都會覺得這個資料為「吸菸導致肺癌假說」造成重大轉折。但是這個轉折究竟有多嚴重？我們回頭看看最後一個連結：**某些基因中的DNA突變可能導致癌症**。我們的基因組共有30億對字母，這些字母大多數其實不包含任何密碼。假設吸菸會在基因組中隨機造成突變，則像TP53或KRAS一樣與癌症有關的基因發生突變的機率，會是百萬分之一。因此吸菸者很可能吸了一輩子，這兩個基因都沒有突變，就像有人一輩子都沒發生過車禍一樣。

有個方法能解釋這個轉折。我們可以回頭看看倒數第二個連結：**DNA損傷如果沒有正確修復，可能造成突變**。如果有某些人修復DNA的能力特別強，會怎麼樣？我們已經知道，修復DNA能力特別弱的人（例如著色性乾皮症患者），如果沒有一輩子都非常留意避免接觸紫外線，得到皮膚癌的比例特別高。可以想見，世界上應該也會有某些人特別**擅長**修復自己的DNA。在這群人中，吸菸造成的DNA損傷跟其他人一樣多，但修復得會比較快，而且錯誤比較少，因此大多數DNA損傷不會造成突變，這些人可能吸菸大半輩子都不會得到肺癌。

還有第三種方式能解釋這個轉折。除了肺癌，吸菸還可能導致各種疾病，包括冠狀動脈疾病和中風等。所以吸菸者可能還沒得到肺癌，就會死於心臟病發。

· · ·

準備看另一個有趣的轉折嗎？

先前我們看過的實驗，都是在1964年美國公共衛生部長發表報告之後做的。當時由於對吸菸**如何導致**癌症的化學機制所知極少，所以報告作者寫道：「香菸煙在**因果上**與人類的肺癌有關」（加強語氣是我加的。）以及「罹患肺癌的風險隨吸菸期間和每日吸菸數量而提高，並隨戒菸時間而降低」。

作者沒有寫「似乎有關」、「可能導致」、「可能影響」，或「有可能是產生肺癌的促進因素」。他們直截了當地告訴全美國，吸菸**是**肺癌的成因。

他們為什麼這麼確定？別忘了，吸菸的長期健康影響一直沒做過隨機對照試驗。

首先，我們必須知道三個背景前提。

第一：1960年代初，美國人吸菸的比例大約是40%，每個吸菸者平均每年消費四千多支菸，大約是每天半包。

第二：1900年代初之前，肺癌非常少見。有個例子是1898年有一名博士生寫了一篇文章，檢視當時**全世界所有肺癌病例**，總共只有140例。整個二十世紀，肺癌病例激增，同時香菸銷售量也增加，但肺癌增加晚了三十年。

第三：美國大約有60%的人不吸菸，所以有許多不吸菸者可以和吸菸者比較。許多人隨時準備好，等著成為科學研究的一部分。

　　這三件事構成了人類史上最具企圖心的知識蒐集工作。1950年代末和1960年代初，超過一百萬人加入一項吸菸研究。這些人所有的營養、狀況、疾病、發病率和官能不良都接受觀察、分類、驗證和記錄，時間從他們加入研究到死亡（或尚未死亡）。有些研究規模較小、時間較短，有些研究涵括五十萬人、五十多年後的今天仍在進行。這些都是前瞻性研究（prospective cohort study）。

　　第一章提過，在這類研究中，我們找來一群人，讓他們接受醫學檢驗並說明自己是否吸菸以及吸多少菸，再追蹤每個人許多年，看看哪一組罹患肺癌（或心臟病、死亡，或我們想研究的結果）的比例較高。這類研究的主要概念類似隨機對照試驗，但不要求受試者吸菸（或不吸菸）。我們只是找來一群人，記錄他們是否已經吸菸。

　　美國公共衛生部報告的作者依據七項前瞻性研究的資料，研究吸菸和肺癌是否有關。在一項英國研究中，所有參與者都是醫師（1964年時有很多醫師吸菸），還有一項研究中所有參與者都是退伍軍人。規模最大的一項研究（參與者共44萬8000人）涵括美國的二十五州。有些研究為期僅僅五年，有些進行超過十二年。整體說來，這些研究涵括了英國、加拿大和美國等地超過一百萬人。

　　結果相當驚人。在所有研究中，吸菸者死於肺癌的機率平均是不吸菸者的11倍。「機率是11倍」代表1100％，也就是可能性是百分之1100。如果把不吸菸者死於肺癌的機率加倍、

再加倍、再加倍一次，**還是比吸菸者死於癌症的風險來得低**。

接著我們搭上證據列車，前往推論的下一站。如果吸菸會導致死亡，那麼吸更多菸應該會死得**更多**[7]。七項前瞻性研究中，有四項追蹤了參與者的吸菸量。在每一項研究中，死於肺癌的風險都隨吸菸量增加而大幅提高。同樣的，吸菸時如果吸得較深，終身香菸煙劑量也會較多。的確，「深吸」者死亡的風險比不吸菸者高出120％。

無論這些研究的作者如何分析數字，所有前瞻性研究的結論都相同：吸菸者死於肺炎的機率比不吸菸者高出**許多**，死於其他疾病的機率也比不吸菸者高。

但這代表吸菸**導致**肺癌嗎？

菸草業多年來一直堅稱答案是「不一定」。他們的說法是：對，香菸銷售量和肺癌確實有平行關係，但絲襪銷售量和肺癌也有平行關係啊。這是因為雨後看到牛蛙不代表天上降下牛蛙。我再加上自己的的比喻：流理台上有個熱呼呼的派，不代表媽媽自己跑來做了這個派。這些比喻的主要概念是：兩個事物有關聯不一定代表兩者有因果關係，很可能有其他解釋。絲開始流行起來。雨後牛蛙聚集捕食蟲子。可能是小紅帽把派帶過來、可能是你在網站上訂了派、可能是兩天前加熱到現在，也可能是外星人做好之後傳送到你家裡。你今天晚上可能會夢到一隻套著絲襪的牛蛙正在吃外星人做的派，不用謝我。

無論如何，許多人爭論除了吸菸之外，肺癌病例迅速增加是否還有其他解釋。會不會只是隨著醫療進步醫師變得比較擅

長診斷肺癌？汽車廢氣或道路鋪面也和吸菸人口同時快速增加，會不會是這兩個原因？工業汙染呢？或許它和環境中的化學物質完全無關，或許有某個基因使人想吸菸同時導致肺癌。因此我們又回到一開始的問題：美國公共衛生部報告的作者怎麼這麼確定吸菸導致肺癌？

原因不是他們知道如何導致。沒錯，研究人員做過動物實驗，其中最重要的實驗把香菸煙濃縮凝結，塗抹在小鼠皮膚上，最後小鼠罹患了皮膚癌[8]。此外，科學家也在香菸煙中找出少數可能或已知的致癌物。但作者推論的重點，在於大規模前瞻性研究指出四點：

1. 肺癌發生於吸菸之後，而非之前。
2. 絕大多數肺癌發生在吸菸者身上。
3. 不同族群都出現這個關聯。
4. 風險提高幅度相當大，如果吸菸量越多或吸得越深，風險會更高。

還有一點必須考慮：肺癌患者的日常經驗。這種癌症不容易對付，不是只需要到醫院休養幾天、動個小手術、跟護理師說說笑，就能回家過正常生活了。即使到今天，現代醫學有許多進展，肺癌確診後五年的存活率仍然只有19％。所以這個委員會考慮是否要明確指出「吸菸導致肺癌」時，一定思考過這幾點，而且他們知道肺癌死亡人數大幅增加。1898年時，肺癌

是醫學上的罕例,到了 1964 年,美國每年有五萬多人死於肺癌。現在這個數字已經超過十四萬人(2018 年,全球將近有一百八十萬人死於肺癌)。因此即使當時指出吸菸和肺癌有關的機制性證據不像現在這麼多,但有許多觀察證據,沒有可信的其他解釋,而且不說出來可能會造成極為嚴重的後果。這些因素足以讓委員會和公共衛生部長下定決心,明確宣告吸菸會導致癌症。

• • •

　　兩位科學家面對相同的資料、實驗或理論,看法可能相當不同。一位科學家的「觀察結論」可能是另一位的「偽斷定」。每個人對事實的底限(接受一個概念是事實的最低限度)也不一樣。但幾乎每個科學家面對完整的吸菸資料時,都會斷定吸菸導致肺癌。即使沒有在人類身上做過隨機對照試驗,也有幾千次實驗一致支持這個事件的邏輯推論:

香菸含有致癌物質
　　這些致癌物質進入人體
　　　　進入人體後與 DNA 產生化學反應
　　　　　　化學反應破壞 DNA 複製等重要過程,
　　　　　　　　因此人體試圖修復損傷
　　　　　　　修復過程偶然造成突變
　　　　　　　突變累積在 DNA 中
控制細胞生長的基因出現許多突變,可能使細胞發展成癌症。

此外，有一百多萬人同時參與多項長期觀察研究，無論研究在哪兒進行或有哪些參與者，吸菸者罹患肺癌的風險都大幅增加，而且隨吸菸量增加而提高。

與研究有關的所有人（包括研究參與者、公共衛生部的委員會成員、解讀出這個機制的科學家）和為了找出原因而犧牲生命的所有動物，都非常了不起。他（牠）們從籠罩在霧氣和陰影中的「目前不懂之地」建造一道橋梁，通往「大概確知之地」。這道橋梁由幾千個實驗和研究構築而成，每個都是一塊堅實的磚塊，緊密結合，互相支撐，一起跨越「無知鴻溝」。我們沒有談到每塊磚塊，也不大可能談到，但我們談過的所有磚塊，以及把磚塊結合在一起的邏輯灰泥，可以帶給我們完整的概念，了解一群科學家清楚**了解**一件事物時是什麼狀況。

可惜的是，我們先前已經知道，科學家很不擅長命名，這回也不例外。科學家沒有幫它取個「真理之橋」這類響亮的名字，只把這些橋梁稱為「理論」。你們或許已經知道，「理論」這個單字在科學領域代表的意義和在英語中不一樣。

在英語中，理論通常是觀察一、兩次後產生的淺薄解釋。舉例來說，我們穿著紅衣服贏了一場高爾夫球賽冠軍。理論會說：穿紅色衣服會讓我們高爾夫球打得更好。

在科學領域，理論是堅固結實的真理之橋。重力、原子、演化等都是科學理論，即使我們穿紅衣服但輸了比賽，這些理論也不會瓦解。

我對「理論」這個詞沒有特殊愛好，理由有兩點：

1. 它在科學領域和日常用語中的意義正好相反。
2. 它在英語中的定義比較深入人心。

我們不需要刻意粉飾第二點。對大多數人而言，「理論」代表「我隨便想的胡扯淡」，所以像「科學家提出吸菸導致肺癌的理論」這樣的句子聽起來很……沒說服力。許多人固執的腦袋早就被這個固執的英語定義佔據了。

但在同樣固執的真實世界裡，科學家知道吸菸會導致肺癌。

• • •

儘管現在已有非常多證據證明吸菸會導致癌症（以及心臟病和許多我們不想知道的疾病），菸草產業還是活得好好的，為什麼呢？大致是因為菸草業可以把香菸從英國和美國輸出到其他國家[9]。但是如同優秀的圖庫業務員說的，產品多樣化可以產生綜效，換句話說就是雞蛋不要放在同一個籃子裡。長年以來，菸草公司的一個籃子就是香菸。即使香菸在美國以外為他們賺進大把鈔票，但如果有其他尼古丁供應方式協助讓產品多樣化，（對菸草公司而言）當然是件好事。

因此電子菸問世了。對於吸電子菸的化學反應和它對健康的影響，我們的了解比一般香菸少得多，但我們一起深入證據，看看會有什麼收穫。一般香菸和電子菸最大的差別其實和

煙無關。一般香菸的能量來自燃燒菸草，但電子菸的能量來自鋰離子電池，也就是說，電池不知道什麼時候會自己噴火或爆炸，造成相當可怕的傷害。

有個案例是一名十八歲青年叼著電子菸時，電子菸爆炸，一顆門牙露出牙齦的部分被炸掉，另一顆則連牙齦內的都炸掉，還有一顆直接脫離齒槽。還有個案例是一名二十歲青年的電子菸突然爆炸，菸嘴高速噴向臉部，打斷右邊鼻梁，把骨頭打碎。這樣顯然還不夠，所以電池朝另一個方向噴，而且還著火，導致更嚴重的傷害。第三個案例是一名二十六歲青年測試實驗機種時，發生嚴重意外，碎片射進他的胸口和左肩。還記得美國前副總統錢尼打獵時「意外」打到同伴的臉嗎？對，看起來應該就像那樣（負責治療的醫師說他的皮膚傷害「很像被槍打到」）。最後，有許多案例是電子菸在使用者口袋裡爆炸，造成大腿燒傷或其他傷害。我至少看過兩個案例造成「那裡」二級燒燙傷或其他傷害。電子菸爆炸當然相當少見，但從造成的傷害可以看出裡面的電池容納了多少能量。

一般香菸和電子菸還有個程度不大、但更明顯的差別，就是一般香菸裡的化學物質比電子菸油多出許多。這點乍看之下有點違反直覺，畢竟一般香菸只是用一張紙捲著乾菸葉，再在一頭裝上濾嘴而已。如果只看吸菸時用到的成分，一共是⋯⋯兩種。相反的，目前一項電子菸油分析指出，雖然它的標籤上只有三、四種成分，但裡面可能有六十種以上的化學物質。不

過摔下椅子之前，別忘了「菸草」不是單一成分：每片葉子都曾是無數細胞構成的生物，每個細胞裡都有DNA、蛋白質、糖，還有植物製造的各種化學物質，後來菸草才被採收、清洗、乾燥、切碎，最後捲在一張紙裡。所以它看來雖然只有兩種成分，實際上多得多。有個很新的研究顯示，菸草含有約五千七百多種化學物質（還不包括添加物）。撰寫這本菸草化學物質研究書籍的科學家估計，至少還有「好幾萬種」化學物質有待發現。

不過其中有一種化學物質最重要，我們可以說：

至尊物、馭眾物，至尊物、尋眾物，
化物至尊引眾物，禁錮眾物菸槍中。

這種至尊化學物質就是尼古丁。

尼古丁是吸菸者持續吸菸的主要原因，也是吸菸讓人上癮的源頭。此外它還是電子菸最重要的目的：供應尼古丁但不帶來致癌物。尼古丁除了讓人上癮，也是不折不扣的毒物，吸收太多就會沒命。不過可以稍微寬心的是，人類不是尼古丁毒害的目標。菸草製造尼古丁是為了消滅昆蟲，防止昆蟲啃食。換句話說，尼古丁是天然殺蟲劑。事實上早在十七世紀，就有人從菸草提煉尼古丁，當成殺蟲劑。菸草製造的毒藥相當屬害，即使是最保守的估算，每公斤體重的口服致命劑量也只有10毫克。這代表一罐30毫升高濃度尼古丁油中的尼古丁，就足

以毒死一個大人，**超過毒死一個小孩的量**。我們必須吃下 83 支香菸（或吸入 603 支），才能攝取到這一罐的尼古丁。此外，香菸嘗起來是⋯⋯香菸的味道，但電子菸油的味道可能是「生日蛋糕」或「水果穀片」，或是各種小孩愛吃的風味[10]。所以吸電子菸的人一定要注意別讓小孩拿到，有些電子菸油根本就是糖果風味的毒藥。

最後，我們來看看一般香菸和電子菸之間，最不明顯但最重要的差別：煙。

要了解霧氣（vape）和煙的不同，必須回頭看第一個差別。一般香菸的能量來自燃燒反應，所以吸菸有點像是吸超小型火把。高中化學應該有教過燃燒過程是這樣的：

簡單碳水化合物（如甲烷）＋氧→二氧化碳＋水

但還有一種狀況稱為不完全燃燒，過程是這樣的：

簡單碳水化合物（如甲烷）＋不足的氧→一氧化碳＋水＋碳

如果香菸是簡單碳水化合物，而且完全燃燒，反應的產物就只有二氧化碳（氣體）和水（也是氣體，因為燃燒時的溫度很高）。香菸會化成空氣消失。這種狀況顯然並不存在。從化學上看來，香菸是非常複雜的物質，也不會完全燃燒，所以我們不會看到單純反應，最多只能這樣：

燃燒含有幾千種化學物質的東西＋不足的氧
→幾千種化學物質構成的化學物質

香菸煙是非常複雜的化學雞尾酒，那電子菸呢？

如果說燃燒一般香菸像在吸超小型火把，那吸電子菸就像吸髮膠和電子芳香劑的混合體。電子菸的能量不是來自燃燒反應，而是用金屬線圈把電子菸油加熱到攝氏150到350度（原理跟插電式芳香劑一樣），產生水霧（有點像髮膠）。一般香菸燃燒的溫度高得多，超過攝氏八百度。由於電子菸的溫度低得多，電子菸油的化學成分也比菸草簡單得多，所以電子菸霧氣中的化學物質種類應該會比一般香菸煙少得多。為什麼說「應該會」？因為電子菸的歷史不長，需要一段時間來研究它的成分。1960年代，菸草和香菸煙中找到的化學物質不到五百種（這個數字現在已經穩定提高到十倍以上）。我的看法是：電子菸霧氣中很可能會發現更多化學物質。我們才剛開始而已。

講到「霧氣」，我真的很佩服發明這個詞的人，因為這個詞聽起來好像在吸輕盈無害的水蒸氣——其實當然不是。即使沒有一般香菸的燃燒反應，電子菸的溫度仍然足以形成化學反應。舉例來說，這樣的溫度能分解電子菸油最常見的丙二醇（propylene glycol）和甘油兩種化學物質，形成甲醛、乙醛和丙烯醛。沒有人想吸進一大堆甲醛（還記得第三章嗎？），這個毒物三人組的另外兩個也一樣。許多品牌電子菸的霧氣都檢驗出

這三種物質（只不過濃度都低於香菸煙）。此外，電子菸油本身包含或霧氣製造的化學物質還有大約八十種。

我們在這裡暫停一下，認識化學會計的世界。

許多人已經指出，八十種化學物質比五千七百多種少得多。吸電子菸的人應該都看過平面廣告裡有這麼一句話：「電子菸含有的化學物質比香菸少，所以對身體沒那麼不好。」你一定也看過反菸廣告寫「每吸一口就吸進七千多種毒物」，言下之意顯然是：「含有越多種化學物質，對身體越不好。」

就我看來，這句話完全不合邏輯。

你們可知道還有什麼東西含有好幾千種化學物質？美生菜有、雞肉有、皇帝豆也有。相反的，氰化物只含有一種化學物質——它本身就是一種化學物質，而且非常簡單，不過它會毒死人。一種東西含有幾種化學物質沒什麼參考價值。它就像朋友在健身房發的IG照片一樣只是幌子。這個數字不代表這些化學物質在體內有什麼作用，也不代表每種化學物質的含量。香菸會導致肺癌，但原因不是很久以前有某個化學會計師決定，含有化學物質超過三十七種的東西一定有毒。香菸導致肺癌的原因是煙含有哪些化學物質以及含量多少，而不是含有多少種化學物質。

那麼，以我們所知有毒的化學物質而言，一般香菸和電子菸有什麼不同？

從目前做過的少數實驗看來，電子菸霧氣中的已知毒性物質種類比香菸煙來得少，而含量也比較低。舉例來說，電子

菸霧氣中的甲醛量大約是香菸煙的1/10，而電子菸霧氣中的NNK（強力肺癌致癌物）大約是香菸煙的1/40。

這下可以開一瓶香檳口味的電子菸油來慶祝了，對吧？

還不行。

我們現在進入電子菸的雙方爭議了。

樂觀的一方說：電子菸的毒物比一般香菸低那麼多，所以對身體比較好！

謹慎的一方說：對身體比較好不代表對身體不壞。你吸的仍然是含有很多已知毒物的氣體。

我必須說，我覺得謹慎方說得比較有說服力。被點22手槍打到當然比被點357手槍打到好一點，但這不表示點22手槍不會造成傷害。拿電子菸跟一般香菸比較，會讓電子菸看起來很棒，但這是因為一般香菸太糟糕。電子菸對身體比一般香菸好得多，但會提高罹患肺癌或其他疾病的風險，兩者完全不衝突。比較有價值的比較正是科學家針對一般香菸做過的：比起……什麼都不吸，吸電子菸對身體的影響有多糟？我們猜得到它比什麼都不吸來得糟，但究竟有多糟，目前還不知道。就像早春的小花透出積雪，有幾項這方面的研究已經開始進行，但電子菸問世時間不長，所以大規模長期的前瞻性研究（像科學家針對香菸進行的研究）還在進行。

不過還有一點需要考慮，就是斜面理論（ramp theory）。我來解釋一下。如果想戒菸但繼續吸收尼古丁，有好幾個方案可以選擇：貼片、口香糖、喉錠、吸入器等等。但這些選擇

都無法完全複製吸菸，包括點菸、吸入、快速吸收尼古丁、邊吸菸邊喝咖啡、吸菸時小憩一下等等，換句話說就是整個儀式。發明電子菸的藥師韓力想開發能提供尼古丁、又能保留這個儀式的產品，因為他覺得這是從一般香菸改抽危害較小的東西的最佳方法。我不怪他，因為這聽起來很合理。如果希望老菸槍戒菸，慢慢減少會比一下子完全戒除容易得多。但緩戒法的問題是，狀況有可能朝反方向發展：說不定會有從來沒吸過菸的人開始吸電子菸，學會所有吸菸儀式，最後開始吸一般香菸。

這種理論建立方式很快就變得越來越複雜，但基本問題是：電子菸對健康的影響，不只取決於它危害身體的程度，還取決於吸電子菸對吸菸的影響可能是戒菸，也可能是開始吸菸。

所以，摘要如下。

吸菸：我們清楚知道它對身體很不好，也知道它對身體有多不好。

吸電子菸：我們不大清楚它對身體有多不好，但知道它對身體不大好。儘管如此，如果要在吸菸和吸電子菸中選擇一個，目前已知的證據都大力建議吸電子菸。它或許有助於戒菸，對身體似乎也沒有吸菸那麼不好，但如果要在吸電子菸和都不吸中選擇一個，目前已知的證據都大力建議都不吸，理由有三個。第一，吸電子菸幾乎確定比只吸空氣來得糟。第二，吸電子菸可能反而走向我們都知道對身體很不好的方向，就是吸真的菸。第三，電子菸油可能遭到汙染。

如果以上摘要對你來說還是太長，只要記住這點：

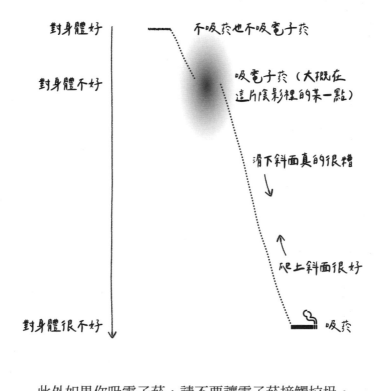

對身體好 ————— 不吸菸也不吸電子菸

對身體不好 —— 吸電子菸（大概在
這片陰影裡的某一點）

滑下斜面真的很糟

爬上斜面很好

對身體很不好 —— 吸菸

此外如果你吸電子菸，請不要讓電子菸接觸垃圾。

••

1　編註：哈里發塔現為世界第一高樓，位於阿拉伯聯合大公國第一大城杜拜境內。

2　可惜的是，有許多人做過（雖與吸菸無關但）嚴重違反倫理的試驗。舉例來說，
　　1940年代末，美國公共衛生部故意在瓜地馬拉讓數百人感染淋病和梅毒，有時
　　是把帶有淋病病毒的膿放進性工作者的子宮頸，再付錢給他們，讓他們和士兵
　　發生性關係。這件事，真的，發生過。多年後，同一名醫師參與塔斯基吉梅毒
　　研究（Tuskegee syphilis study）。在這次研究中，美國公共衛生部故意不讓數百
　　名黑人治療梅毒，時間長達二十五年，原因是美國政府想觀察梅毒未接受治療
　　的話會怎麼發展。日後大眾得知這次研究時自然一片譁然，美國政府也正式制
　　訂法規，禁止在人類身上進行違反倫理的研究。

3　遷居性倉鼠又稱為流浪性倉鼠。

4　被騙讓人不大舒服，就算是為了宣導戒菸也一樣。

5　說是自殺其實不大恰當：細胞其實是先殺掉自己，再自己規劃葬禮，然後自己
　　賣掉房地產、再把自己切成碎片，回收形成其他細胞。

6　如同各種有共識的答案，也有些科學家並不同意。但這是另一本書的範圍了。

7　就香菸而言這點雖然正確，但對其他可能導致死亡的事物就未必了。舉例來說，
　　以氰化物等劇毒物質而言，只要超過一定劑量就會被毒死。劑量和效果間的關
　　係往往相當複雜。

8　有點神奇的是，研究人員花了五十年，才證明吸入香菸煙在小鼠身上可導致肺
　　癌。而且實驗室動物根本不喜歡吸菸，我們必須把動物放進充滿香菸煙的密閉
　　空間。……感覺有點恐怖。

9　基於這個理由，以及從開始吸菸到可能罹患肺癌這過程相當長，所以本世紀死
　　於香菸的人比上個世紀更多。

10　不只是吃。有些電子菸油的罐子很像眼藥水，所以……絕對不要把電子菸油放
　　在藥品櫃裡的眼藥水旁邊。沒錯，這種狀況真的發生過。然後沒錯，有一名女
　　性因為這樣而把電子菸油點到眼睛裡。

5 被太陽烤焦？
怎樣才算不很確定？

Sunburnt to a Crisp,
or What Less Certainty Looks Like

本章主題：防曬用品、維生素D、人類遺傳密碼、
真不敢相信它不是奶油！還有珊瑚礁。

　　2012年，一名七十七歲的英國女子離開英國，前往法國南部度假。有一天她在太陽下睡著了。當時她貼著一塊用來治療背痛、含有芬太尼（opioid fentanyl）的貼布。貼布的作用是讓藥物接觸皮膚，緩緩進入體內，再進入血液。這種藥物輸送方式簡單又精細，可惜的是，當皮膚溫度升高，例如曝曬在太陽下時，芬太尼（或任何一種藥物）進入體內的量就會增加。如果你看過關於鴉片類藥物氾濫的報導，就知道芬太尼過量會怎麼樣。

　　這名女子因此陷入昏迷。

　　正常情況下，如果在太陽下睡著，身體最後會感覺溫度過高，因此醒來。依據膚色不同，醒來時可能會很不舒服，感覺皮膚像被炸過（不是為了保存），過幾天甚至可能起水泡或脫皮。這當然是曬傷，而且依據膚色和所在地點不同，甚至可能

幾分鐘就出現症狀。

這名女子在法國豔陽下曬了六小時就陷入昏迷。

救護車抵達時，她已經出現我找到的醫學紀錄中最嚴重的曬傷，看起來簡直像燒傷──腹部和腿部滿是皮膚燒熟後的炭化黑線，更糟的是有幾塊灰白色皮革狀燒傷的脂肪，這表示太陽曬穿三層皮膚（大約二公釐厚），燒壞了下方的脂肪。她的燒傷十分嚴重，因此從昏迷甦醒後必須轉往燒燙傷病房治療。

太陽是怎麼辦到的？我們先來看看這次事件中的能量。太陽是一具龐大、巨大、極為強大的能量發射器。將轟炸日本長崎的原子彈釋出的能量乘以一千倍，大概就是太陽照射到地球……一秒鐘的能量。這個案例讓人驚訝的，不是太陽有能力把我們曬熟，而是這種狀況很少發生。這得感謝我們的身體。人體本能地知道曬太多太陽不好，所以用兩個極度精巧的方法告訴我們：

1. 我很熱。（意思是：趕快躲到室內！不然就給我找個地方遮陽！）
2. 我曬傷了。（意思是：我生氣了！人類。你曬太久太陽就得受這樣的罪。）

對於在法國南部曬傷的這名女子而言不幸的是，陷入芬太尼造成的昏迷跟這兩個精細的機制都無關。但大多數狀況下，人體很清楚自己想吸收多少來自太陽的光，還會藉由讓我們感

到不舒服以防我們曬過頭。但除了防止被活活烤熟，它還想避免什麼？

• • •

研究這點之前，先來看看日光如何烤熟這位不幸的女士。

太陽會放射出光子（photon）這種微小的能量包。每個光子含有特定能量，而光子的能量會決定它的**所有條件**，包括我們是否看得見它。人類的眼睛是極為靈敏的光子偵測器，我們所謂的「光」其實是大量光子從太陽千里迢迢來到地球，打到我們周遭的一切之後反彈，再打到我們的視網膜上負責偵測光子的蛋白質[1]。光子碰撞產生電訊號，大腦再把訊號轉譯成我們看到的東西，例如兩頭獅子正在交配。人的眼睛只能偵測到能量範圍非常小的光子，從0.0000000000000000028到0.0000000000000000052焦耳[2]。但太陽放射的光子能量範圍大得多，大概是0.00000000000000000000000000020到0.0000000000000020焦耳。還好大多數光子都被大氣中一層薄薄的O_3分子吸收了（我們國中時學過這層分子稱為臭氧層），這表示前述這名女子被能量範圍大約從0.0000000000000000079到0.0000000000000000068焦耳的光子大量攻擊（大約是十倍）。

如果你被這些零搞得頭昏眼花，可以改看下面這個比例差不多的示意圖，它說明打在這名女子身上所有看得見和看不見的光子：

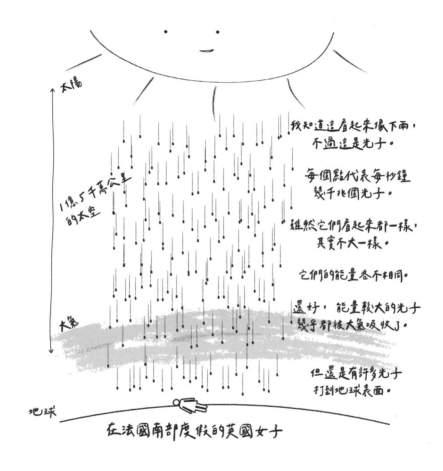

太陽

1億5千萬公里的太空

大氣

地球

在法國南部度假的英國女子

我知道這看起來像下雨，不過這是光子。

每個點代表每秒鐘幾千兆個光子。

雖然它們看起來都一樣，其實不大一樣。

它們的能量各不相同。

還好，能量較大的光子幾乎都被大氣吸收了。

但還是有許多光子打到地球表面。

　　每個光子和她身體的交互作用都不大一樣。我們先從能量略小於眼睛偵測範圍的光子看起。這類光子深入人類皮膚的程度超出我們的想像：至少1公釐，而且可能更深，視膚色和光子實際能量而定[3]。這表示光子會和女子的許許多多細胞與

144

細胞內的分子交互作用，包括DNA、蛋白質、糖、脂肪、膽固醇、水，還有很多。光子撞擊分子的電子時，會使電子以各種方式**移動**。整個分子自轉，同時（或者）分子內的原子對之間距離拉長、縮短，或是彎曲、搖動、交錯振動、擺動，或相對於第三個原子扭動。

蹲下來

把一隻腳趾
伸進水裡

然後劈腿

花樣可多著咧！

　　基本上，每樣東西都會以隨機、不協調且不優雅的方式亂晃，就像兄弟會的男生在好友婚禮上賣力跳舞那樣。

　　分子跳動的計量單位我們都很熟悉，就是溫度。一樣東西越熱，構成這樣東西的分子跳動得越厲害。舉例來說，一壺滾水裡的水分子跳動的速度，要比我們手上的分子快得多。如果把手伸進這壺滾水[4]，水分子會非常用力地在皮膚分子上舞

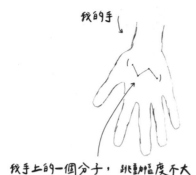

我的手

我手上的一個分子，跳動幅度不大

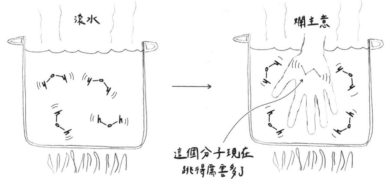

滾水

爛主意

這個分子現在跳得厲害多了

蹈，使皮膚細胞分子也比原先跳動得更厲害。

最後我們的神經會感受到這些分子跳動，發送訊號給大腦，這個訊號大概可以解譯成：「喔喔喔燙燙燙燙媽的趕快把手縮回來燙燙聽到沒手縮回來！」

使皮膚分子跳動起來（和滾水一樣）的光子稱為「紅外線」（infrared light）。對，這個跟太陽的溫暖、熱感攝影機和超酷炫

電爐相關的專業術語，只是我們為具有特定能量的光子取的名字，而「溫暖」只是它們打到皮膚時的感覺。

顯而易見，我們（每秒鐘）從太陽光子吸收到的總能量，遠少於手在一壺滾水裡（每秒鐘）吸收到的能量，所以光子會產生舒服的溫暖感，而把手伸進滾水則會產生恐怖的灼熱感。但是如果被太多紅外線光子打到，也會發生各種糟糕的狀況。細胞會爆炸、蛋白質凝固後失去作用。最後水分燒乾、固體爆炸，形成氣體和碳，這就是我們在牛排表面看到的焦塊。

因為芬太尼而在法國南部海灘陷入昏迷的這名女子，大約接收了兩千萬焦耳能量，這大概相當於我們全身在瓦斯爐上烤十七分鐘吸收的能量。

她被來自太陽的紅外線光子密集轟炸時，同時被其他光子轟炸，後者同樣來自太陽，只不過能量比我們看得見的光子略高，大約是 0.0000000000000000052 到 0.0000000000000000068 焦耳，稱為紫外線光子（ultraviolet [UV] photon）。這些高能量光子會使她的皮膚產生完全不同的反應（是好的反應），就是光合作用。

我知道這聽起來很奇怪。不是只有植物才行光合作用嗎？大多數狀況下確實如此，但我們人類也能行光合作用。人的皮膚最外層含有許多7-去氫膽固醇（7-DHC），它是膽固醇在化學上的表親但比較不出名。7-DHC被這類光子打到後會變成前維生素 D_3，引發一連串事件，產生活化型的維生素 D。這個過程和植物內部發生的大致相同：用光驅動化學反應。我們

不像植物，沒辦法藉光合作用製造食物，但確實能藉它產生維持生命的重要化學物質[5]。

我們探討植物光合作用時忽略了這點，但光合作用其實相當奇怪：光能驅動化學反應，換句話說，光能把一個分子變成另一個分子。光能改變物質的性質，它是怎麼做到的？有一個方法是藉由熱。紅外線能烤熟皮肉，這當然可以說是改變物質的性質。紫外線也不遑多讓，它能激發分子中的電子，進而破壞化學鍵，形成不同的化學鍵，從而把一種物質變成另一種物質。

談到把前維生素D_3變成維生素D，這是好事。

但也可能是壞事。

• • •

DNA是世界上行銷最成功的分子。如果把DNA當成電影片名，那麼副片名可以是：

遺傳密碼

或

人生藍圖

或

世上沒有自由意志

　　如同任何一種極力行銷的事物，我們可以看看以前的廣告，了解DNA實際上是什麼樣子。

　　別忘了，線條代表兩個原子共用的電子，也就是化學鍵。所以這裡看到的，是構成DNA的每個原子和鄰近原子結合的方式。我知道這看起來一團混亂，但可以簡化。看到底下有些重複的圖形嗎？有些讀者或許聽過這是「主鏈」（backbone）。它是一連串糖和磷酸鹽分子：

　　好，這樣好一點了。但我們可以更進一步。跟糖接在一起的叫做鹼基（base），DNA中共有四種鹼基，分別是腺嘌

哈（adenine）、胸腺嘧啶（thymine）、鳥嘌呤（guanine）和胞嘧啶
（cytosine）。你們或許已經知道（歡、呼、聲！）它們是所謂的
「遺傳密碼」，我們可以把它們換成簡寫記號，分別是A、T、
G、C。另外我們也把糖和磷酸鹽換成S和P。

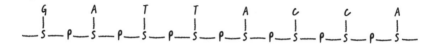

　　生物學家把這個圖再進一步濃縮成一串字母，在這個例子
中是GATTACCA。當有人說遺傳密碼有「30億個字母」時，
意思是一共有30億個A、T、G和C這些字母，指示細胞如何
建構以及進行各方面的活動〔6〕。

　　請注意所有鍵結的位置。磷酸鹽只和糖結合。字母只和糖
結合，不和鄰近字母結合。我們的DNA是極為複雜精細的編
碼系統，但密碼本身取決於DNA各部分彼此結合（或不結合）
的方式。DNA的鍵結是電子，這表示電子必須位於正確位置，
DNA才能正確運作。

　　大量紫外線光子從天而降，落在前述女子的身上時，光子
撞上DNA的電子，激發其中某些電子（別忘了，被激發的電子
可能形成更容易產生化學變化的分子，例如前維生素 D_3）。還
好，DNA遭光子撞擊時，被激發的電子大多只會回到非激發態，
我們的DNA化學性質不會改變。我知道這聽起來有點讓人失
望，對吧？但這樣有益於健康。別忘了，即使只在太陽下曬幾

分鐘，我們每秒鐘就會受到好幾千兆個UV光子轟炸。如果大部分或一部分光子對DNA造成永久傷害，我們就糟糕了。

不過在非常非常偶然下，光子可能改變DNA中的鍵結位置，後來可能會變成這樣：

看到那兩個C了嗎？現在它們就像受傷的脊椎骨那樣，結合在一起。各位或許覺得這沒什麼大不了，細胞的基因組裡有60億個字母捏，這會造成什麼問題嗎？

它可能讓我們沒命。

大多數狀況下，細胞會偵測到這個C結合問題並且加以修復[7]。我們繼續正常生活，好像什麼事都沒發生過。別忘了前一章提過，這是最佳狀況。修復工作偶爾會嚴重失敗，這時細胞會說：「我完蛋了。」然後自殺消失。這是中等狀況。最糟的狀況是在修復或細胞分裂過程中，細胞複製DNA時發生錯誤，讓某一段GATTACCA變成GATTATTA（但這非常少見）。換句話說，最糟的狀況是DNA序列中出現突變。

DNA發生突變時通常會被鎖定。人體能偵測並修復結合在一起的C。但結合的C如果變成TT，人體就沒辦法偵測或修復，因為這個突變在化學上是健康的DNA（但它在資料上是有問題的）。我知道這聽起來很奇怪，但這裡有個例子：2012

年，伊利諾州森特瑞利亞的《早晨哨兵報》(*Morning Sentinel*) 報導，當地一位音樂家的樂團成員艾瑞克‧萊戴伊 (Eric Lyday)「打藥」。報紙原本要寫的是艾瑞克「打鼓」，但是錯一個字使整句話的意思完全改變，而且沒有違反任何文法或拼字規則。DNA突變也是一樣，它改變了DNA的意義，但沒有違反化學規則。

在法國南部曬傷的那名女子，有沒有因為躺在太陽下六個小時而發生突變？說不定哦⋯⋯所以醫學文獻沒提到「她剛獲得的超能力」確實有點奇怪。

可惜的是，無論我們因為躺在太陽下而產生多少基因突變，也不會突然開始發出綠光或擁有超能力。事實上，突變大多沒有任何影響。我們的基因組中大約只有1％真正參與蛋白質生成，因此如果突變發生在其他地方，應該就沒有妨礙。如果我們腸壁的某個細胞裡發生突變，應該也沒什麼大不了，因為我們很快就會把這個細胞跟大便一起拉出來。但我們知道，細胞裡的突變越多，就越可能變成癌細胞，所以容易提高自然突變率的事物，包括曬太多太陽，對身體都不大好。

我們在這裡暫停一下，仔細想想。我們目前談到的都是連結太陽和皮膚癌的「事實之橋」的一部分。這座橋和連結吸菸和肺癌的事實之橋一樣，也有各種磚塊。我們目前談到的磚塊都是分子。它們說明紫外線如何和皮膚中的分子交互作用以及導致皮膚癌。但這些分子磚塊也如同吸菸，是後來才出現的。這座橋最初是以非分子的磚塊建造。我們來看幾個原因。

原因一：我們工作的地點。十九世紀末和二十世紀初，科

學家留意到農民、船員和一些經常在戶外的人罹患癌症的比例，遠高於在城市生活和工作但其他條件類似的人。有一位在礦業城鎮開業的醫師指出，在這二十五年內，他只見過兩名礦工罹患皮膚癌[8]。現在，我們已經能量化風險的差異：如果在戶外工作，罹患皮膚癌的風險大約是室內工作者的300％。

原因二：衣物。除非是超級暴露狂，否則應該都會穿衣服。衣服能吸收一些紫外線，所以很多人應該會猜想，身上有衣服遮蓋的部位比較不容易罹患皮膚癌──的確如此。足部、大腿和臀部罹患皮膚癌的比例，要比頭皮、耳朵或鼻子低得多。

原因三：膚色。白人罹患皮膚癌的比例高得多。精確相對風險很難計算，但白人皮膚癌風險的估計值大約是黑人的1600％到6300％。為什麼呢？原因是黑色素。黑色素是人體製造和散布到全身皮膚的分子，它們吸收紫外線光子的能力就像大魔王，能防止紫外線光子傷害我們的DNA。因此皮膚的黑色素越多，DNA損傷越少，皮膚癌也越少，一如預期。（黑色素也會吸收可見光，這表示皮膚的黑色素越多，顏色就越深。但是黑皮膚不會讓我們對皮膚癌免疫，而且可能使癌症更難偵測。所以就算你的膚色較深，仍應該有所警覺。）

終於來到壓軸好戲了。還記得我們在第一章中探討過加工食物的隨機對照試驗嗎？把幾千個民眾分成兩組，分別送到不同的荒島上，其中一組供應超高程度加工食物，另一組供應未加工食物，然後追蹤這兩組人五十年。其實英國真的做過相當類似的實驗，以檢驗太陽是否會導致皮膚癌，只不過那個實驗

153

其實是無心插柳。有些人或許聽過這個實驗，它叫做「澳洲」。1788年到1868年間，英國把超過十五萬名罪犯送往澳洲。換句話說，英國找了一群遺傳特徵相似的人（英國人），把這些人分成兩組（罪犯跟……不是罪犯）各放在一個島上（英國和澳洲）。由於澳洲和赤道的距離比英國近得多，加上澳洲的天空沒有一層水氣和絕望結成的陰霾，所以澳洲接收到的紫外線光子遠比英國來得多。澳洲人以前（其實現在也是）大多數是白人，沒有很多黑色素來抵擋這些光子。因此我們可以推測，澳洲人罹患皮膚癌的比例會比英國人高很多——事實也是如此。直到現在，澳洲人一生至少罹患一種皮膚癌的風險，大約是英國人的660%[9]。

這一章的其餘篇幅，應該能全部用來介紹在太陽與皮膚癌間搭起事實之橋的磚塊（舉例來說，對許多磚塊而言，皮膚癌的各種類型使事情變得更加複雜），但我們還是繼續看下去。

好，現在簡單總結一下來自太陽的光子：植物用這些光子製造食物，我們則用光子製造維生素D。但光子太多可能使我們曬傷，甚至導致皮膚癌。

從去除植物毒性，把植物變成食物、保存食物，一直到把蚜蟲的大便變成糖果等等，了解了幾千年以來人類處理自然產物所累積的經驗後，我們得以整合關於太陽和皮膚癌的知識，設計出一種完美的產品，滿足人類的健康需求，這種產品就是防曬用品。

呃……其實不是這樣。

• • •

　　藥妝店裡的每一種防曬用品，幾乎都標榜可以降低罹患皮膚癌的風險，但這不是發明防曬用品的原因。事實上，防曬用品的歷史比人類了解皮膚癌久遠得多了。早在幾千年前，人類就開始用自然物質製作防曬用品。舉例來說，古希臘人和埃及人會在身上塗抹各種東西防止曬黑，包括油、沒藥和米糠等。

　　但現代防曬用品的起源可以追溯到一種產品，就是1935年尤金・史威拉（Eugène Schueller）推出的「金色陽光」（Ambre Solaire）。當時人類還不清楚太陽和皮膚癌之間的關聯。事實上，「金色陽光」比人類發現DNA蘊含遺傳密碼早了九年、比人類了解DNA結構早了十八年，更比人類了解癌症可能源自DNA突變早了四十多年。這是因為發明「金色陽光」為的是防止曬傷，而不是防範皮膚癌。2012年，美國FDA的防曬產品標示規範正式生效，明確允許製造商宣稱防曬用品「可降低皮膚癌風險」。要了解FDA為什麼允許製造商這樣宣稱，我們先看看在美國銷售的防曬用品中兩種常見的活性成分，分別是氧化鋅（zinc oxide）和二苯甲酮（又稱為二苯基酮-3）。

　　你或許看過氧化鋅是「物理」防曬劑，二苯甲酮是「化學」防曬劑，前者像擋板，會把光子反射回去，後者則像惠妮・休斯頓主演的《終極保鏢》裡的保鏢，會吸收掉子彈。

　　大錯特錯。這比把奧利奧夾心餅乾泡進柳橙汁還離譜。這

兩種成分的實際作用奇怪得多。我們先看看二苯甲酮：

為了說明大小，擠在手掌上的一小坨防曬用品大約含有700,000,000,000,000,000,000個二苯甲酮分子，如果依照建議量塗在皮膚上，每平方英寸皮膚上會有8,400,000,000,000,000,000,000個二苯甲酮分子。

一個來自太陽的紫外線光子，打在皮膚上的二苯甲酮分子上時，會引發一連串有點複雜的事件。首先，光子撞擊二苯甲

酮分子，使它進入激發態，這表示它的能量比原本大，但分子本身沒有變化。

上圖中我們只加上一個「＊」來代表激發態。但光子怎麼了？它不見了、消失了、澎──。二苯甲酮吸收了它，讓它不會打到我們的DNA，從而造成前面提過的結合C問題。目前為止，這個過程聽起來很像保鏢會做的事：幫重要人物擋子彈。

不過等一下，故事還沒結束。

由於二苯甲酮分子處於激發態，現在你的皮膚上有個激發態分子。這種狀況跟皮膚上有個高能量光子一樣糟糕。不過二苯甲酮可以藉由**跳舞**甩掉這些多餘的能量！

這個分子先這樣：

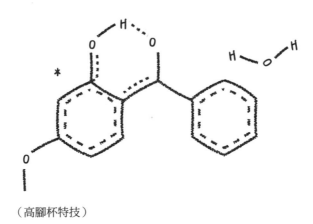

（高腳杯特技）

接著這樣：

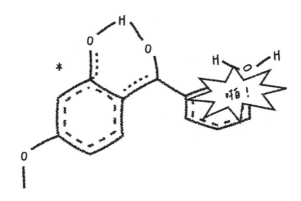

（超厲害的「娜娜開合腿」）

然後這樣：

（史瑞克式搖屁股）
請注意二苯甲酮在這個步驟撞到旁邊的分子。

158

再來又這樣：

接著又回到一開始的狀態：

二苯甲酮就像在婚禮上活蹦亂跳的人一樣，四處撞擊附近的分子，把分子運動傳遞出去，因而使周遭熱了起來。請注意二苯甲酮跳完之後就能恢復原始狀態，回到被光子撞擊前的樣子。所以這一連串產生熱的舞步其實是個**循環**：紫外線光子進入，放出熱[10]。

氧化鋅和二氧化鈦（即「物理防曬劑」）也會週而復始地吸收光子並轉換成熱能，但實際過程不大一樣。健康部落格、新聞報導，甚至皮膚科醫師都說它們會「反射」或「散射」紫外線。事實上，有些資料來源說它們只能反射或散射5％紫外線，其餘的還是吸收。我猜想，這樣的混淆可能來自某些鋅或鈦防曬用品的配方看起來很像把雪白的奶油乳酪抹醬塗在皮膚上。很多人覺得，防曬用品會散射可見光（讓我們看起來像等著放上鮭魚片的貝果），所以一定也會散射紫外線。但一種物質是否反射可見光，與它是否反射紫外線其實沒有關係。

再回頭看二苯甲酮。它把紫外線光子轉換成熱的**循環速度相當快**：一個二苯甲酮分子只需要1000億分之一秒，就能回到初始狀態[11]。也就是說，一個二苯甲酮每秒能吸收大約90,000,000,000個紫外線光子。如果依照FDA建議量使用SPF 30的防曬用品，就能強化皮膚，讓它能安全地消散每秒鐘打到我們的700,000,000,000,000,000,000,000,000,000,000個紫外線光子的能量。

所以總結一下：人類發明了一種乳白色液體，塗在身上之

後，能把每秒鐘幾千億個紫外線光子可能導致DNA損傷的能量，轉換成無害的熱。

我已經猜到你們怎麼想了，防曬用品幫不到法國南部這位女性。使她皮膚溫度提高到烤焦的光子是紅外線，不是紫外線，防曬用品沒辦法吸收。但就算防曬乳能吸收紫外線，這名女子在太陽下曬了六小時，也沒有防曬用品抵擋得了這麼多打在她身上的光子。

在某個層面上，現代防曬用品其實和古埃及人或希臘人塗在身上的黏土、礦物或沙和油的混合物差不了多少。但在另一個層面上，現代防曬用品又是難以理解的神奇化學仙丹。

我們人類真是天縱英明。

只是這種神奇魔法真的有效嗎？

• • •

這不只是哲學問題，而是實際問題。假設皮膚科醫師威脅說你再不用防曬用品他就要絕食抗議，於是你來到藥妝店選購，這時你該選擇哪一種呢？極可能發生以下狀況：你在防曬用品走道看上好幾個小時，看不懂、茫然、困惑、拿不定主意。

這不是我們的問題。防曬用品的標籤上真的有很多難懂的東西。下一頁圖片是個典型的例子[12]：

標籤上的文字雖然看起來像天書，但對於了解這種防曬用品有沒有實際（和哲學）作用，其實提供了很多線索。

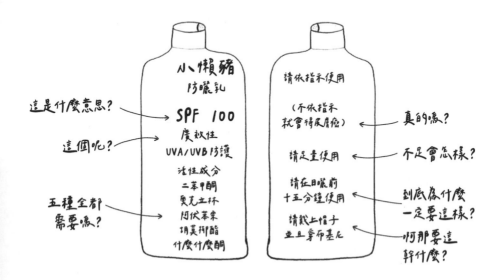

我們先從SPF開始。各大字典都把SPF解釋成「日光防護指數」（sun protection factor），這比在義式臘腸上抹花生醬錯得更加離譜。SPF的意思是「曬傷防護指數」（sunburn protection factor），別忘了，發明「金色陽光」的理由是讓蒼白的歐洲人曬黑但不曬傷。

要理解SPF有點困難。首先要知道的是，這個數字不是演算出來的，而是某個倒楣鬼在某個不知名的醫學研究大樓實際測量出來的。這個由美國聯邦法律制訂的程序大概是這樣：

1. 找一名白人（不是灰白或乳白，而是像影印紙那麼白）[13]。

2. 製作有兩排方孔的模板，放在受測者下背部。

3. 在受測者背部透過下排方孔塗抹一定量（每平方公分2毫克）的防曬用品，等防曬用品乾燥。

4. 使用僅發出紫外線的燈具，（在模板上由左向右）讓白人受測者照射逐漸增加的紫外線。

5. 等待一天之後，觀察上排方孔（未使用防曬用品）和下排方孔（使用防曬用品）曬傷所需的紫外線量。

6. 接著計算SPF係數，方法如下：

$$SPF = \frac{使用防曬用品的白人曬傷所需的紫外線量}{未使用防曬用品的白人曬傷所需的紫外線量}$$

7. 在其他白人身上進行相同程序，算出SPF係數平均值。

　　所以如果你在藥妝店裡拿著兩瓶防曬乳，分別是SPF 25和SPF 50時，就可以知道這它們曾經在某個實驗室裡，由人類執行、在人類身上測試過。SPF 50容許導致曬傷的紫外線通過的量大約是SPF 25那瓶的一半。全世界各主要市場的合格防曬產品大概都是這樣。因此防曬用品確實有效，確實可以降低曬傷的風險。

　　但要實際解釋SPF的意義，有時候會有點困難。有些人可能聽過這個說法：如果皮膚沒有防曬會在20分鐘後變紅，那

麼使用SPF 15的防曬用品時，理論上保護時間能延長15倍，也就是大約五個小時。這個說法定義上還算正確，可惜會使得大眾這麼想：

> 通常我曬傷的時間 ×SPF ＝可以曬太陽的時間。耶——！

假設沒防曬二十分鐘會曬傷。那麼如果塗上SPF 100的防曬乳，你或許會以為可以在太陽下待上三十三個小時不會曬傷。這完全不合理。理由是這樣的：首先，我們不知道「通常多久後會曬傷」。第二，曬傷時間不是固定的，而會隨時刻、季節、地點、地面（沙還是雪？）、天空（晴朗或多雲？）而大幅變化。第三，防曬用品幾乎不可能完全達到SPF係數宣稱的保護效果。為什麼會這樣？理由很多，最簡單的理由是：我們塗抹防曬用品時，用量幾乎一定少於正式測試的用量：每平方公分2毫克。

這個量相當多。有一年夏天我試過這麼做，覺得自己好像走進用「真不敢相信它不是奶油！」噴滿全身的洗車場。因為如此，大多數人的用量只有一半甚至更少。這點又形成另一個錯誤觀念，就是認為很多人防曬用品用得太少。這其實……沒什麼意義。沒有人告訴我們該在自己身上塗多少奶油，大家都是憑感覺。防曬用品也一樣，只是要注意「憑感覺」大概是FDA建議量的一半。這是防曬用品包裝上經常註明要補塗的原因之一：它知道我們通常一開始會塗得不夠。

另一個常見但錯誤的SPF概念是這樣的：SPF超過多少之後（「多少」請自行填入10到30間的數字），數字大小就沒有差別了。這個迷思曾經出現在《紐約時報》和《消費者報導》上、Gizmodo雜誌和大英百科全書網站上，以及開業皮膚科醫師寫在有同儕審查的科學論文上。每個人的思考方式都很類似。這個想法出自一份表格，說明不同SPF係數的防曬用品能吸收多少導致曬傷的紫外線：

SPF 係數	導致曬傷的紫外線被防曬用品吸收的比例
1	0%
15	93.3%
30	96.6%
50	98.0%
100	99.0%

有些好心人看了上面的表格之後這麼寫：

SPF 15 能阻隔大約93％的 UVB，而SPF 30 能阻隔97％的 UVB，差距只有4％……

這比在巴比Q聚會上吃美式肉餅更加大錯特錯。想了解原因，請先容我向你們推銷幾件「防彈背心」。防彈背心A能擋

住93％的子彈，防彈背心B能擋住97％的子彈。這兩件防彈
背心**看起來**只有4％的差異，但是想想這一點：如果有人對我
們開了100槍，而我們穿著防彈背心B，會被3顆子彈打中。
穿著防彈背心A則會被7顆子彈打中，超過防彈背心B的兩
倍。光子也是這樣，防曬用品阻隔掉多少光子一點都不重要，
重要的是它沒擋住多少。

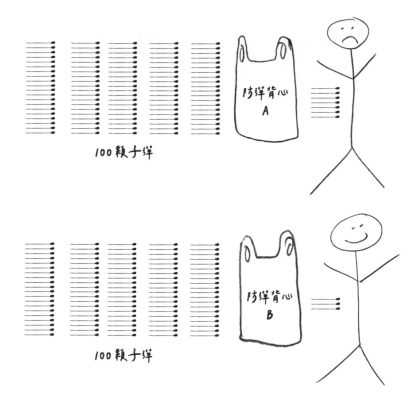

知道這點之後，我們在前面的表格多加一欄：

SPF 係數	導致曬傷的紫外線被防曬用品吸收的比例	導致曬傷的紫外線穿透防曬用品的比例
1	0%	100%
15	93.3%	6.7%
30	96.6%	3.4%
50	98.0%	2.0%
100	99.0%	1.0%

　　好了。現在可以更清楚知道兩個SPF係數之間的差異。我們可以看出，SPF 100吸收導致曬傷的光子的比例，是SPF 50的兩倍，而SPF 30吸收的光子是SPF 15的兩倍（當然前提是塗抹的防曬用品一樣多）。

　　那麼我們是不是應該選擇SPF係數最高的防曬用品？2000年代末，防曬用品製造廠商顯然是這麼想的：他們不斷爭相推出超高SPF係數的防曬用品。我通常選擇SPF係數最高的產品，但這個方法當然不適用於每個人。不選擇超高SPF係數產品也有很好的理由。使用SPF係數較低的產品，或許是促使我們記得補塗的好方法。

　　等一下，你說什麼？

　　邏輯是這樣的：如果使用SPF 110億的防曬用品，我們可能會想，這個防曬乳很夠力，能完全防曬一整天，所以只要塗一次就好。可惜不是這樣的。任何防曬用品不論SPF係數多

高，終會被海灘活動沖掉、被毛巾擦掉，或是被汗水稀釋。所以如果你準備曬一整天太陽[14]，就必須補塗。但如果你只用SPF 30的防曬品，就不會覺得受到很強的保護，也因此一整天都會持續補塗。

還有，你們或許看過防曬用品標籤上標示「日曬前十五分鐘足量使用」。

為什麼這麼說？

因為防曬用品不是保濕霜。我們不需要讓它「滲透」到皮膚下層，而是希望它在皮膚表面形成保護層，因此防曬用品的使用方式和我們以前所知的方法完全相反，應該輕輕塗在皮膚表面，讓它自然乾燥。防曬用品乾燥時會和皮膚表面結合，所以需要等待十五分鐘。如果塗上防曬用品後立刻穿上衣服，可能會擦掉防曬用品，讓它來不及和皮膚表面結合。

• • •

防曬用品真的有效嗎？

它確實能降低曬傷的風險。這點非常明確，因為所有防曬傷產品都在人體上試驗過，SPF係數也是實際觀察讓防曬用品使用者曬傷所需的紫外線量來決定的。

但談到皮膚癌，狀況就沒有那麼明確了。

皮膚癌有兩種，分別是黑色素瘤（melanoma）和非黑色素瘤（non-melanoma）。皮膚癌幾乎都是非黑色素瘤，而非黑色素瘤又可細分為鱗狀細胞癌（SCC）和基底細胞癌（BCC）。如果一

定要罹患一種癌症但可以選擇類型，最好選擇BCC，因為它生長緩慢，而且極少擴散。另一方面，黑色素瘤就可怕得多，它雖然僅佔皮膚癌病例中的少數，但致死人數較多。

我們當然知道太陽**會**導致皮膚癌，問題是使用防曬用品是否真能**防止**皮膚癌。直覺上看來應該會──我們知道防曬用品能吸收導致曬傷的紫外線光子。但癌症研究專家約翰・迪吉歐瓦納（John DiGiovanna）表示：「防曬用品不是盔甲，曬太多太陽也會被攻破。」除非全身泡在防曬用品裡，否則一定會有些光子打到皮膚，所以FDA不允許製造商使用「阻隔陽光」這字眼。但還有以下理由：

1. 光子的能量各不相同，
2. 能量不同的光子對皮膚的影響也不同，
3. 不同防曬用品阻隔能量不同的光子的效果也不同。

這句話很繞口，我們來分析一下。

1932年，在哥本哈根的第二屆國際光代表大會（International Congress of Light，聽起很像某種光明會聚會），許多物理學家喝醉了，把紫外線隨意的再次細分──你們一定聽過UVA和UVB，可能也聽過皮膚科醫師這樣解釋：

UVA會造成皺紋（和其他癌症）
UVB會造成曬傷（和某些癌症）

這說法不完全對，但就我們的目標而言簡化得很好。早期防曬用品吸收 UVB 光子的效果很好，吸收 UVA 光子的效果就……沒那麼好。我們可以說這類防曬用品是「窄效性」。「窄效性」雖能很有效的阻隔導致曬傷的 UVB 光子，但為了阻隔更全面的太陽光子攻擊，你還需要吸收 UVA 光子。因此標籤上會標示「廣效性」。

FDA 允許 SPF 係數 15 以上、且通過廣效性測試的防曬產品宣稱可「降低陽光導致的皮膚癌風險」，這樣宣稱有什麼證據嗎？

欸……

那個……

承認這件事讓人有點尷尬，但目前為止，只有一次隨機對照試驗測試過防曬用品是否真能降低皮膚癌風險，而這次試驗大多把重點放在非黑色素瘤皮膚癌。這項試驗發現，防曬用品不會改變罹患鱗狀細胞癌或基底細胞癌的**人數**，但確實能降低每個人診斷出的鱗狀細胞癌腫瘤**個數**。這不是我們期待的鐵證，但我要指出兩個因素來支持這次試驗。第一，這次試驗是 1990 年代進行的，因此採用的是相當古老的防曬技術。如果用現代防曬用品再做一次試驗，結果應該會大不相同。第二，這次試驗沒有禁止對照組使用防曬用品，因為這樣違反倫理；對照組可以使用防曬用品，但用量比完全可用組少。如果對照組被禁止使用防曬用品，結果應該也會大不相同 [15]。

那麼黑色素瘤呢？同樣的，證據也……有點不夠。唯一一

次以成人為對象進行的黑色素瘤隨機對照試驗，其實是前面提過的那次試驗的延續。這次試驗和幾次世代研究結果指出，防曬用品確實具有防護效果。

黑色素瘤罹患率資料看起來有點矛盾。儘管世界各地有許多白人使用防曬用品，但黑色素瘤罹患率並沒有降低，甚至繼續升高。事實上過去三十年來，黑色素瘤罹患率提高到三倍。如果防曬用品真的能防止皮膚癌，黑色素瘤罹患率為什麼還會升高？

有個解釋是：現在的人更喜歡曬黑和拚命曬太陽，所以即使用了防曬用品，曬太陽的時間還是比以前多出許多。依據這個假說，如果大眾不使用防曬用品，黑色素瘤罹患率會更高。

但還有另一個由法國學者菲利普‧奧提耶（Philippe Autier）提出的假說，而且具有爭議。奧提耶認為，喜歡做日光浴的白人使用防曬用品，其實會增加紫外線總接觸量。他的想法是這樣的：白人喜歡刻意曬太陽把皮膚曬黑，又不喜歡曬傷，所以會買SPF係數超高的防曬用品，以便有效吸收大部分導致曬傷的光子。但由於不會曬傷，這些白人曬太陽的時間會比身體容許的時間多出許多，奧提耶認為這樣可能導致黑色素瘤。

基本上，奧提耶認為防曬用品可以阻止身體發出「靠快躲太陽」警報，容許我們曬過多太陽。他甚至說，補塗防曬用品的建議（美國法律規定必須註明這點）「可能代表某種濫用」。

這真的很厲害。

但它會造成什麼結果？

　　防曬產品專家布萊恩‧迪菲（Brian Diffey）告訴我，它會造成「兩難局面」。一方面，防曬用品防止皮膚癌的證據強度，不足以讓它成為新的癌症藥物。但另一方面，我們知道來自太陽的光子會導致皮膚癌，也知道人體曬太多太陽會不舒服。那麼我要講的重點是什麼？基本上是這樣的：最好避免被紫外線光子打到。我不會為了好玩而曬黑，無論是曬太陽還是照紫外燈，此外我在室外時會盡量待在遮蔽處。這表示我像吸血鬼一樣躲著太陽嗎？絕對不是。我們都需要基本程度的紫外線來製造維生素D（假設沒有從飲食中攝取）。此外，曬太陽有時候真的超舒服。

　　如果因為某些理由，我們必須長時間待在太陽下，應該用防曬用品嗎？

　　這種情況下我會說……對，當然要。防曬用品能減少跟皮膚分子產生交互作用的紫外線光子，或許也能降低罹患皮膚癌的風險，所以我會用防曬用品。但我也覺得戴帽子是個不錯的方法。還有衣服。穿布基尼應該也很OK。

　　最後一個問題：我們應該每天塗防曬用品嗎？

　　這問題有一點點複雜。

• • •

　　防曬用品裡的化學物質對身體不好嗎？

　　除非你對這些物質過敏，否則答案是：不會有立即影響。但長期下來，例如每天認真地塗防曬用品，連續塗三十年呢？

如果花幾個小時搜尋防曬用品的安全程度，應該能找到很多資料，夠我們上好幾百次廁所的時候看。我先簡短說明這些資料。防曬用品中最常見的活性成分有二苯甲酮、甲氧基肉桂酸辛酯（octinoxate）、奧克立林、氧化鋅和二氧化鈦等，我們先來看看這方面的相關研究。

二苯甲酮又稱為二苯基酮－3，它能滲透皮膚，進入尿液、乳汁和血液中，進入之後就會模仿荷爾蒙。動物接觸二苯甲酮和甲氧基肉桂酸辛酯（也是紫外線吸收劑）後，會出現精子數量減少和異常精子增加的現象。雌性小鼠接觸二苯甲酮後月經週期混亂，有些甚至出現子宮內膜異位。近來一項研究還發現，青少年男性體內二苯甲酮量較高時，睪固酮量較低[16]。另一項研究則發現，在求助於生殖醫學中心的男性中，體內二苯甲酮濃度較高和成功率較低有關。此外現在已知二苯甲酮會對珊瑚造成傷害，導致珊瑚礁白化和死亡。夏威夷於2019年開始，禁用二苯甲酮和甲氧基肉桂酸辛酯，美國著名戶外用品連鎖店REI也宣布，將於2020年起停止銷售含有二苯甲酮的防曬用品。

不過你可別以為只要避開二苯甲酮和甲氧基肉桂酸辛酯就沒事了。根據網路資料，美國核准使用的十三種紫外線濾除劑當中，有八種會影響男性精細胞的鈣訊號。另一種紫外線吸收劑胡莫柳酯則會使「敵避」（DEET）[17]更容易被皮膚吸收，進入血液。甲氧基肉桂酸辛酯已知會降低新生大鼠的活動力，4－甲基亞苄基樟腦（4-methylbenzylidene camphor）會降低雌性大

鼠的性驅動力，並影響早期肌肉和大腦發育。奧克立林則會破壞斑馬魚大腦中，與發育和新陳代謝有關的基因表現。

不要認為避開二苯基酮、阿伏苯宗，改用含金屬氧化物的防曬用品就沒事了。氧化鋅和二氧化鈦奈米微粒都會影響大鼠的空間認知，影響學習和記憶，同時增加小鼠體內的活性氧類，降低魚類體內的乙醯膽鹼酯酶活性，減少蜜蜂大腦重量、降低人類腦細胞存活率，增加雄性大鼠海馬體的氧化損傷，以及減少斑馬魚的孵化時間和提高異常率。

依據網路資料，另一類常見的防曬用品成分對羥基苯甲酸酯（parabens）也會擾亂內分泌系統，提高生殖毒性風險。二苯甲酮、二苯基甲酮－4、阿伏苯宗、甲氧基肉桂酸辛酯、水楊酸辛酯和奧克立林，都和接觸性過敏有關，甲基異噻唑啉酮更曾經獲得美國接觸性皮膚炎學會頒給「年度過敏原」的殊榮（？）醫療部落客希拉瑞・彼得森（Hillary Peterson）曾經指出，「有多達五千多種以『香精』為名的化學物質（包含類似荷爾蒙和擾亂荷爾蒙的鄰苯二甲酸酯和人工麝香）」在接觸紫外線後，可能導致細胞損傷或死亡。

現在來看看棕櫚酸酯和化學式類似的乙酸視黃酯、亞麻油酸視黃酯和視黃醇。這幾個名稱中的「視黃」（retin-）代表維生素Ａ，它是我們必須攝取的營養素；此外由於維生素Ａ是強力抗氧化劑，研究也指出它能防止皺紋，因此化妝品製造廠商很早就在防曬用品（以及抗老面霜、乳液和粉底）中添加。可惜的是，維生素Ａ過多可能造成肝臟損傷、指甲脆化和掉髮，

也可能是銀髮族骨質疏鬆和發育中胎兒先天骨骼缺陷的原因。但維生素 A 最具代表性的毒性[18]，是它塗在皮膚上並照射紫外線時，在小鼠身上會大幅增加皮膚腫瘤和潰瘍的數目。非營利機構「環境工作組織」（Environmental Working Group）曾經於 2010 年檢驗五百多種防曬用品，發現其中有 40％以上含有維生素 A。這個數字到 2019 年已經降低（大約是 13％），但依然存在。

2019 年初，美國 FDA 釐清了幾項疑慮，它發布規則修改建議，指出目前市面上的十二種防曬用品成分可能不 GRASE，其中包括二苯甲酮和阿伏苯宗。

「可能不 GRASE」是什麼意思？

GRASE 是美國政府對「大致視為安全有效」（generally recognized as safe and effective）的縮寫，但建議中最重要的部分其實是「可能不」。美國 FDA 承認現有資料不足以決定這十二種成分是否安全有效。讀者們或許會問：這什麼鬼？好幾年前這些成分放進防曬用品時，FDA 不是就應該搞清楚嗎？

我得承認這樣的發展讓 FDA 看起來有點遜。不過就他們的立場而言，大眾使用防曬用品的方式已經大幅改變。以前我們只有打算在海邊曬一整天太陽時，才會使用防曬用品，而且每年大概只會用幾個星期。現在製造商已經把防曬用品定位為我們每天都該使用的產品，有些皮膚科醫師確實也叫我們天天用。這表示我們接觸防曬用品化學物質的量比以前多出許多。所以 FDA 覺得：嘩我的天！我們不知道連續好幾年天天接觸

這些化學物質會怎麼樣。但有兩個例子讓FDA認為,已經有足夠資料判定一種化學物質確實GRASE。氧化鋅和二氧化鈦都可以驕傲地打出這個招牌。

　　哇,貨架上一個小小的瓶子竟然有這麼多東西要注意。下面有個好用的重點提示圖,讓我們在藥妝店裡決定要不要買某瓶防曬乳時當作參考:

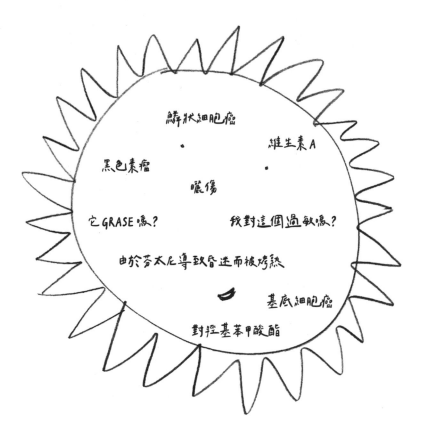

鱗狀細胞癌

維生素A

黑色素瘤

曬傷

它GRASE嗎?　　我對這個過敏嗎?

由於芬太尼導致昏迷而被烤熟

基底細胞癌

對羥基苯甲酸酯

一小瓶東西有這麼多事情要注意。

當然，我們每天可能要做一千五百七十二個決定，決定要吃到嘴裡、吸到肺裡或是擦在身上的東西，要不要用防曬用品只是其中之一。

我們討論不能吃的東西已經夠多了。接下來要言歸正傳，談談食物，就像你們展開慵懶的星期天一樣，來杯熱騰騰又香噴噴的熱咖啡。

∙∙

1　物理學家會說光有時像連續的波，而不像一個個能量球。這也沒錯，但為了簡化起見，我會用能量包的方式來說明。

2　焦耳是能量單位，就像食品營養成分表上的「大卡」一樣。一大卡等於4200焦耳略少一點。

3　如果覺得光能穿透皮膚聽起來很奇怪，請試試在黑暗中用手蓋住強力手電筒前端。這樣應該還是看得見光。這表示手電筒發射的光子穿過我們的手之後，再進入眼睛。

4　你可千萬別自行在家嘗試。在其他地方也不行。

5　順便一提，現在我們已經在許多產品中添加維生素D（大多數是牛奶），來預防軟骨病或骨質疏鬆等疾病。

6　就定義上說來，這句話適用於每一股DNA。每個細胞有兩股，所以我們的基因組其實包含60億個字母。

7　蛋白質打開兩股DNA，剪去結合的C前後受損部分的糖與磷酸鹽主鏈，讀取另一股，看看正確序列應該是什麼樣子，重建剪去的部分。順便一提，這就是DNA必須有兩股互補的原因。如果有一股受損，資料也不會流失。

8　可惜他沒有想到這跟太陽有關，而以為是礦工經常喝茶，所以逃過皮膚癌侵襲。

9　當然前提是他們一生都住在自己國內。

10　不過等一下。如果防曬用品會把光能轉換成熱能，那麼我們在太陽下時，防曬用品會使我們越來越熱嗎？可能會。但是別忘了，我們的身體也被無數個紅外線光子打到，它們會直接使皮膚溫度提高。紅外線光子直接提供的熱很多，所以我們不會感到紫外線光子使防曬用品變熱時產生的一點點熱。

11　或許有人會問：我們怎麼知道這些？答案是激發探測光譜技術（pump-probe spectroscopy），這種技術能「看見」發生在數皮秒內的狀況。（一皮秒是光子行進1/3公釐所需的時間）。

12　這種防曬用品純為虛構，如有雷同實屬巧合。

13　FDA規定，防曬用品的受測者必須在整個冬季沒有曬太陽後，曝曬三十至四十五分鐘時「一定容易曬傷」或「中度曬傷」。「一定會曬黑」、「曬得很黑」或「膚色很深」的人，也就是膚色是棕色或黑色的人，不適合參與防曬用品測試。歐洲也有類似法規。當然，這不表示深色皮膚的人不會曬傷或不應該用防曬用品。每個人容易曬傷的程度不同，即使膚色相近的人也一樣。淺膚色不一定絕對不好，深膚色也不一定絕對沒問題。

14　其實不應該這樣，原因我稍後說明。

15 在這個例子中，更出人意料的結果應該是：對照組罹患癌症的人數反而較多。原因應該是這次試驗在許多方面設計不良。首先最明顯的是，禁止受試者使用可降低癌症風險的物質是違反倫理的。第二，它原本應該使試驗結果看起來更好，但後來罹患癌症的人數反而比不進行試驗時更多。第三，它原本應該不會改變防曬用品的實際效果，而是讓效果在比較後看起來更好。

16 但原因可能是睪固酮量較高的大男人容易認為，防曬用品是給膽小鬼用的，專門賺睪固酮較低、塗上厚厚防曬乳的小白臉的錢。

17 編註：DEET是防蚊液中常見的成分，使用時大多噴灑於皮膚或衣物上。

18 我在MIT念了四年書，最記得的部分就是：獵到北極熊時不要吃牠的肝臟，因為當中含有極高的維生素A，一次吃下整顆肝臟會喪命。

PART 3

芝多司到底可不可以吃？
Should You Eat
That Cheeto or Not?

某科學研究：「可以。」
另一份科學研究：「不可以。」

6 咖啡究竟能延年益壽？還是會危害健康？

Is Coffee the Elixir of Life or the Blood of the Devil?

本章主題：咖啡、食譜、西谷米布丁、薯條、曲奇餅

如果你剛好在1980年代中期已經出生而且經常看新聞，應該會覺得咖啡對身體很不好：

喝咖啡與女性罹患心臟病的風險有關

肺癌風險「可能源自咖啡」

每天喝五杯咖啡會使風險提高為三倍

研究顯示喝咖啡的人罹患癌症風險較高

研究指出咖啡可能使心臟病風險加倍

但1986年初，美聯社又發布以下這條新聞：

研究發現咖啡不會提高心臟病風險

呼！鬆了一口氣。但只不過兩年後（1989年）報章又報導：

低咖啡因咖啡可能帶來風險[1]

1990年繼續出現嚇人的新聞標題：

只喝兩杯咖啡也會大幅提高死亡風險

咖啡讓心臟陷入風險

以上新聞標題發布於1990年9月14日。僅僅二十八天後：

咖啡不會造成心臟病風險

咖啡與心臟病風險的關聯已經化解

研究指出咖啡對心臟沒有風險

但半年之後又這樣講：

咖啡可能提高心臟病風險

一年後，事情似乎終於有了定論：

咖啡不會提高心臟病風險

研究指出每天喝三杯咖啡對胎兒無害

研究表示咖啡不會提高膀胱癌風險

研究指出咖啡不具風險

許多人可能認為遊戲到此應該結束了。並沒有。上面這個新聞標題發表後才二十二天，咖啡又開始危害生命了：

研究指出：咖啡重度飲用者心臟病發風險較高

但在「馬的不要喝咖啡」和「額……應該還好」之間擺盪二十五年之後，咖啡決定做出重大改變：

研究人員指出：飲用咖啡可降低心臟病發風險

等等，你說什麼？咖啡其實對身體很好？後來幾年的新聞

標題還是一樣沒辦法幫我們做決定：

（可惡！）少喝咖啡多走路可降低髖部骨折風險

（好耶！）研究指出咖啡可降低癌症風險

（可惡！）女性大量飲用咖啡可能提高心肌梗塞風險

（好耶！）咖啡不會明顯增加美國女性冠狀動脈心臟病
　　　　　風險

（好耶！）研究指出飲用咖啡可降低自殺風險

（可惡！）大量飲用咖啡可能導致高血壓

（可惡！）咖啡杯中可能藏有膽固醇過高的風險

（好耶！）咖啡可能降低結腸癌風險

（好耶！）咖啡可降低膽結石風險

（可惡！）英國研究指出咖啡和茶與心臟病風險有關

（好耶！）咖啡可能與降低心肌梗塞風險有關，茶則沒有這種功效

以上這些新聞標題全都發表於 2000 年以前。2000 年以後，這類標題發布得越來越快。我做了一項非常不符合科學的小規模實驗，在 Lexis Nexis 網站上搜尋 2000 年到 2009 年間報紙和通訊社的健康版中包含「咖啡」、「風險」和「提高」或「降低」的報導──總共找到 2475 個「提高」和 615 個「降低」。即使假設這些結果有一半跟咖啡無關，其餘部分又有一半講的是同樣的事，還有 600 多篇報導說咖啡會提高某些風險，而有 150 多篇說它能降低某些風險。

我一開始的反應是這樣的：

你
　開
　　什
　　　麼
　　　　玩
　　　　　笑
　　　　　　這
　　　　　　　簡
　　　　　　　　直
　　　　　　　　　是
　　　　　　　　　　國
　　　　　　　　　　　恥

　　科學界你夠了沒！問題很簡單：咖啡對身體好還是不好？我能不能喝咖啡？聽好，我知道做研究不簡單，但都**研究二十多年了**，難道還沒辦法找出答案？

　　咖啡不是唯一讓新聞標題互相矛盾的食物。2016 年，美國史丹福醫學院的兩名科學家拿起書架上的《波士頓烹飪學校食譜》（*The Boston Cooking-School Cook Book*），隨便選了五十種材料，接著搜尋文獻，找出每種材料可能和癌症有關的研究（這些材料都不像「滿月時從正在哺乳的山羊乳房擠出的汗水」那麼少見，而是蛋、麵包、奶油、檸檬、紅蘿蔔、牛奶、培根和蘭姆酒這類常用材料）。排除相關研究少於十篇的材料後，還剩下二十種材料。在這二十種材料中，只有**四種材料**的研究結果完全一致。其他材料（換句話說是 80％ 的材料）至少都有一個互相矛盾的結果。有些材料則有許多互相矛盾的結果，例如葡萄酒、馬鈴薯、牛奶、蛋、玉米、乳酪、奶油，以及⋯⋯沒錯，就是咖啡。所以最後我們看到的是統計學家及記者瑞吉娜・努佐（Regina Nuzzo）所謂的「揮鞭新聞」（whiplash news）。

　　政治人物改口一次，我們就覺得不爽，科學界怎麼能對同一種食物改口好幾十次？

　　各位先生、小姐，為各位介紹營養流行病學（天使合唱音樂下～）。營養流行病學研究哪些食物會讓我們早點進墳墓，以及大多數與食物和健康有關的新聞標題來源。

　　營養流行病學依據的大多是長期的前瞻性研究。前面提過，這類研究類似 1950 年代進行的吸菸與肺癌相關研究。找

來一群人，問他們一大堆關於生活方式的問題，接著長期追蹤他們，記錄後來他們得了些什麼病。這些研究得到的結果是關聯（association，也稱為「相關」〔correlation〕，但本書使用「關聯」）。吸菸研究發現，大量吸菸和罹患肺癌的風險提高到1000％以上有關。典型的營養流行病學研究可能會發現，（舉例來說）每天喝兩杯咖啡，與跌倒造成髖部骨折的風險增加30％有關。於是便出現了「少喝咖啡多走路可降低髖部骨折風險」這樣的新聞標題。

多年下來，隨著完成越來越多營養流行病學研究，研究發現的關聯也逐漸增加。這些關聯有時彼此一致，有時完全不同，就像咖啡相關研究一樣。關聯在好和壞兩端來回擺盪，健康線記者跟著擺來擺去，因此就產生了剛剛提到的咖啡揮鞭新聞。

但狀況不一定永遠是這樣，我們一起……

穿越時空……

回到……

2011年。

• • •

2011年，美國維吉尼亞大學四名醫師碰到一位右膝疼痛的患者，他用右腳支撐身體時，膝蓋痛得更厲害。這名患者經常感到疲倦，不時胃痛、嘔吐、腹瀉，偶爾還會發燒。他的右邊大腿瘀血，血液檢驗發現他的尿酸值過高，下半身MRI檢查之後，醫師推測可能是最糟的狀況：白血病。診斷白血病時，

必須用針刺入患者的骨頭（通常是骨盆），吸出少許骨髓。這是少數疼痛程度和醫師說法完全吻合的醫療程序之一。醫師對這名患者的骨盆和脛骨做了骨髓切片，但沒有發現癌細胞，而是發現了更奇怪的東西：患者的骨髓變成果凍狀。

現在我要揭露十分重要的一點：這名患者只有五歲。

年紀小本身不是疾病，但可能因而缺乏成年人的基本生活知識。醫師問這個可憐的孩子平常吃什麼，發現他只吃這些東西：

鬆餅
雞塊
西谷米布丁
薯條
動物餅乾
香草布丁
扭結麵包

時間
長達
三年。

他就只吃這七種食物，完全不吃水果、蔬菜、葉菜、豆類，事實上是完全沒吃不帶棕色的食物，為時長達三年。不要說白

血病，這孩子能活到五歲都是奇蹟。

各位猜得出這位五歲的小患者得的是什麼病嗎？

給大家一個提示：大家大概都聽過這種疾病。請先想一下再往下看答案。

答案是壞血病。這孩子得了壞血病。我知道你們在想什麼：壞血病不是水手才會得的病嗎？的確沒錯。過去大約有三百五十年的時間，壞血病是海上的大患。壞血病的症狀剛開始相當輕微，包括疲倦、關節疼痛、肌肉痠痛，但會越來越嚴重。皮下開始出現血點。牙齦容易出血。體毛像蛇一樣捲起。這種疾病最後會致命，有歷史學家估計，大約在1500年至1850年間，有超過兩百萬名水手死於壞血病。

水手（就這方面而言代表所有人類）、果蝠和天竺鼠在化學上屬於極少數運氣不好的族群：這三個物種沒辦法自行製造維生素C。維生素C能提供額外的電子，協助人體吸收鐵原子，同時有助於保護DNA，但它最重要的功能是製造膠原蛋白。膠原蛋白是剛性的三螺旋蛋白質，佔人體所有蛋白質的1/4到1/3。體內有維生素C時，膠原蛋白的硬度和未成熟的香蕉差不多；欠缺維生素C時，膠原蛋白的硬度就像……成熟之後本來想做蔬果昔，但後來決定吃冰淇淋，結果反覆冷凍又解凍二十六次的香蕉。大多數壞血病典型症狀都出自這個原因。

人類歷史上大多數時間，我們完全不知道這些。歐洲醫師嘗試錯誤了大約三百五十年，才找出壞血病的病因[2]。如果你讀過壞血病的相關記述或醫學史，或是上過一點點醫學課

程，一定聽過一位歐洲醫師：蘇格蘭外科醫師詹姆斯・林德（James Lind）。林德在醫學界名氣非常響亮，原因是1747年他在一艘英國海軍軍艦上，以十二個人與換算成現今幣值幾乎「免錢」的代價，做了現在各國政府、所有大學和世界各大藥廠花費幾十億美元才做得來的事。

他做了對照試驗。

林德搭乘英國海軍索爾茲伯利號（Salisbury）航行時，找了十二名罹患壞血病的水兵，把他們分成六組，每組兩人。每組各接受一種可能療法，分別是一夸特蘋果酒、75滴硫酸、兩匙醋、半品脫海水、「肉荳蔻的大小」[3]，或兩顆柳橙加一顆檸檬。林德比較多種療法（而不是固執地只相信一種療法）這件事本身就已經很了不起，而且他了解，要有效地比較，就必須讓這些療法公平競爭。他盡可能選出十二名症狀大致類似的水兵，把他們安置在船上同一個地方，還給他們吃相同的飲食。大家都猜得出接下來的結果是怎樣：吃柳橙和檸檬的水兵六天就完全康復，喝蘋果酒的好了一點，其他人狀況沒有改變。1747年6月17日，這艘軍艦到達普利茅斯（Plymouth），實驗宣告結束。

長年以來，營養學研究過這類型的疾病：

去除飲食中 某種物質 → 明顯且（通常）很可怕的疾病 → 恢復食用 這種物質 → 神奇康復！

　　壞血病就是典型的例子：維生素C由20個原子構成，而我們每天需要10毫克維生素C，避免慢慢受折磨而死（但保險起見，美國國家科學院醫學研究所建議成人每天攝取75至90毫克）。維生素D由72個原子構成，兒童嚴重缺乏時會得軟骨症，這種疾病會造成骨骼軟化，可能導致O型腿和阻礙發育。維生素B$_1$由35個原子構成，嚴重缺乏時可能導致腳氣病，心臟和大腦出現各種問題，甚至死亡。癩皮病、貧血、甲狀腺腫大、惡性貧血、乾眼症和其他許多疾病都是因為缺乏某些化學物質而起（分別是維生素B$_3$、鐵、碘、維生素B$_{12}$和維生素A）。

　　這些疾病的預防方法都簡單到不行（當然這是事後看來），就是日常飲食一定要攝取足夠的各種物質。

　　想預防癩皮病？吃肝臟（維生素B$_3$，又稱為菸鹼酸）。

　　想預防甲狀腺腫大？吃鱈魚（碘）。[4]

　　想預防壞血病？大口吃柳橙（維生素C）。[5]

　　換句話說，某些食物就是某些疾病的神奇預防劑，甚至能治療這些疾病，尤其是食物中的維生素和礦物質。（所以廠商會在牛奶裡添加鈣和維生素D，在麵包裡添加維生素B$_3$，就是為了預防可怕的死亡）。這類神奇藥物和預防劑相當於醫學界最有效的療法，也就是最有名的藥物，例如治療糖尿病的胰島素和動手術時使用的麻醉劑。我們現在把這些概念視為理所當然，但應該了解營養學造成的影響有多大。營養學終結了一種致死人數超過美國史上所有戰爭死亡總人數的疾病，甚至比醫師知道上廁所後應該洗手早了五十年之久。拜營養學之賜，在

開發中國家，營養不足疾病從導致數百萬人死亡的大魔王，變成醫學界的小角色。

　　我認為這個驚天動地的科學熱潮十分重要。

　　營養科學熱潮讓我們了解一個簡單的關係：

嚴重缺乏維生素或礦物質
＝可怕、進展迅速、甚至可能致死的疾病

　　這個關係確實存在，而且會一直存在下去。但營養不足疾病在美國、歐洲和開發中國家已經十分罕見，因此上面這個關係對大多數人而言已經不存在。現在的健康問題大多和壞血病或癩皮病無關，而和心臟病、癌症、糖尿病、阿茲海默症和其他慢性疾病有關。這些「新」疾病和壞血病或其他「舊」疾病差別相當大：

舊的營養不足疾病	新的非營養不足疾病
壞血病、癩皮病、腳氣病等	心臟病、癌症等
發生速度快（數個月到數年）	發生速度很……慢（數十年）
發生在缺乏相關維生素或礦物質的所有人身上	只發生在某些人身上
任何年齡都可能發生	年齡較大時才會發生
症狀可怕且明顯	早期症狀不很明顯
治療迅速且效果很大	可以治療但最後仍會致命

（沒辦法證實但）我自己的假設是：我們知道營養不足疾病如何危害健康，因此太習慣這樣思考。但是我們的世界觀還沒有跟上現代疾病，因此我們沿用了營養不足疾病的思想架構：

嚴重缺乏維生素或礦物質
＝可怕、進展迅速、甚至可能致死的疾病

改換其中幾個關鍵字之後變成：

嚴重缺乏洋蔥＝癌症

或是

一個人喝太多咖啡＝心臟病發

甚至

嚴重缺乏大麻蛋白＝倦怠

因為一種食物可以神奇地治療可怕的營養不足疾病，所以我們很容易接受一種食物可以神奇地治療心臟病和癌症的想法。可惜的是，新疾病帶來兩個巨大的挑戰。第一，我們沒辦法用林德的方法對付大多數新疾病。要進行持續時間足以斷

定某種食物是否能預防癌症的對照試驗,花費將會十分高昂,對參與者而言也太辛苦(想想看,現在開始**一輩子**都不能吃奶油)。要斷定哪些因素可能導致或治癒進展迅速又能快速治好的疾病,會比進展緩慢、無論怎麼治療都會讓患者喪命的疾病**容易得多**。還記得前面提到的防曬產品嗎?相同的原則仍然成立:防止曬傷(進展迅速又明顯)比防止皮膚癌容易得多。

第二個挑戰也有點關聯。簡單說來是這樣的:近來我們關注的健康問題都不是確定性的,而是機率性的。

這是什麼意思?

一起來看看。

• • •

各位這輩子第一次看到的化學反應大多是這樣:爸媽或小學老師用一個小圓柱體堆成土堆後拿起圓柱體,在圓洞裡放入白色粉末,再倒進一些透明液體。洞裡立刻湧出白色泡沫,淹沒這個火山模型,你由此獲得化學啟發。產生白色泡沫的化學反應是這樣的:

小蘇打+醋→泡泡

想想看世界上有多少十歲大的小孩在家閒閒沒事做,我們就能確定這個化學反應一定已經做過好幾百萬次。

我的問題是:有人做這個化學反應**失敗**過嗎?有沒有人把

這兩種東西混合後……什麼動靜都沒有？沒有[6]。**小蘇打＋醋**這個化學反應單純又確實，就像太陽從東邊出來一樣。把這兩種物質混合，就會冒出泡泡。這是聰明的物理學家常說的「確定性」。換句話說，我們只要知道**現在**發生的事（小蘇打和醋混合在一起），就知道未來會發生什麼：冒出泡泡。

聽起來很耳熟嗎？如果維生素C攝取不足，**就會**得到壞血病。就食物而言，古老的維生素不足疾病非常有確定性。

但這個反應呢？

人類＋芝多司→？

人類吃下芝多司或其他超高度加工食物時，會怎麼樣？會變胖嗎？會得癌症或心臟病嗎？會對芝多司上癮嗎？

這個反應看來很簡單，但只是因為我們用很簡單的文字代表很複雜的事情。我們的身體，至少就我們目前所知，內部有幾千個化學反應，每天消耗和製造好幾千億個分子。而食物，即使是超高度加工食物，化學成分也十分複雜，與人體的交互作用也經常難以預測。當然除了食物，還有許多因素可能影響我們是否會得到某種疾病。

這就是聰明的物理學家常說的「機率性」。我們知道**現在**發生的事（人類正在吃芝多司），**還是不能**確定未來會發生什麼，頂多只能說未來**可能**會怎麼樣，並指出它的機率（舉例來說，人類一生中罹患癌症的機率是38％）。

假設我們在街上隨便找個人，問個很簡單的問題，例如「天空是藍色的嗎？」路人的答案無論是「對」、「有時候是」、「滾開」、「藍的」、「紫的」，還是「有貓」，都取決於許多因素，包括天空當時的實際顏色、對方的心情、對方回答問題的認真程度、對方的精神是否正常，以及我們想像不到或事先預測不到的許多因素。新的慢性疾病同樣取決於許多因素，有些看得到、有些看不到。機率性疾病的主要關鍵是風險：如果吸菸，罹患肺癌的風險會大幅提高，但不表示一定會罹患。

說不定有一天，我們能完全了解每個人的身體與每種食物的化學反應，進而得知每個人會出現什麼狀況，就像我們看到小蘇打跟醋混合在一起，就知道會有什麼結果一樣。但即使真有那麼一天，應該也是很久之後，到時候我們都不在了。以目前而言，不可否認的事實是：與化學和人體有關的全面性問題，例如超高度加工食物會不會導致癌症？咖啡會不會讓人長壽？防曬用品是否能防止皮膚癌等等，答案幾乎都介於「或許會」和「或許不會」之間。少數狀況下，研究結果還會打我們的臉，吸菸就是這樣。但大致上說來，這類結果相當曖昧不明，就像防曬用品的例子。

這樣又帶出一個問題：科學家怎麼評估曖昧不明的結果？此外也很重要的是：我們應該依照這些結果，改變自己使用的各種東西嗎？

在第一章，我們看過幾個新聞標題提出的超高度加工食物和疾病之間的關聯，例如超高度加工食物和大腸激躁症、肥

胖、癌症和死亡風險提高有關。跟吸菸與肺癌的關聯相比，超高度加工食品與前述多種疾病的關聯沒那麼明顯，但這不代表我們不需要像1960年代研究香菸那樣，仔細研究加工食物。

所以我們應該跟當時的科學家一樣，提出相同的問題，但這次我會歸納出重點。我們看到兩個事物之間有關時，應該提出兩個疑問：

（一）這個關聯確實存在嗎？

如果這兩個事物確實有關聯，接下來的疑問應該是：

（二）其中一者確實是另外一者造成的嗎？也就是說，兩者間的關聯是因果關係嗎？

舉例來說，超高度加工食物**確實**和癌症有關嗎？

如果**確實**有關，經常吃超高度加工食物會**導致**癌症嗎？

要回答這兩個問題，我們必須了解它們的許多細微之處。要達成這個目的，我們必須跳脫營養流行病學的思考方式，回到真實世界。

各位學習科學的方式應該跟我一樣，只看到科學成功的部分。現在我們要回到現實：過去幾百年來人類的物質收穫大多源自科學，如果我們真的找到防止人類自己毀掉地球的方法，大半也是拜科學之賜。要解決「**我應該吃些什麼**」或「**我應該相信哪些健康資訊**」這類問題，必須先懂科學。但諷刺的是，大多數人了解科學的方法很不科學。還記得高中化學課嗎？課程內容大概就是隨便背背週期表，幸運的話還會做幾次「實驗」，但這些實驗通常就只是把幾種化學藥品混合或者加熱。

用這種方式學化學，就跟照著食譜做菜一樣：這樣也不錯，可以練習一些重要手法，最後做出一盤菜——但沒辦法成為廚師。比較有趣的部分是這個食譜如何創造：試過哪些材料？哪些材料效果不錯？哪些材料做起來不行？為什麼失敗？我們能從失敗中學到東西嗎？

　　可惜的是，大多數人學習諾貝爾獎得主、重要的經典實驗和改變世界的理論等，這些當代最重要的科學知識時，都僅是「照本宣科」。換句話說，我們很少動腦筋思考。再講一次，這種方式本身不是不好，不好的是只做到這裡就停下來。要真正了解營養流行病學或其他科學知識的問題，必須學著了解這些科學知識的優點，以及它們的缺陷。我們必須學習找出錯誤，或合理地質疑某些東西。我們必須找出其他解釋或某個主張最弱的地方。簡而言之，我們必須欣賞別人的優點，但也必須當個挑剔鬼。

　　不要擔心，這麼做真的很好玩。

1 你也有份，低咖啡因？

2 我最喜歡的古代理論是：壞血病的病因是海風太潮濕，造成毛孔阻塞，導致人體無法消化食物粒子再透過汗水排出，因此未排出的食物粒子堆積在體內，造成身體逐漸腐壞。這真的很中世紀！同樣的，有些中世紀的點子現在又捲土重來，例如用水蛭吸血。

3 「肉荳蔻的大小」這東西的成分相當詭異，有大蒜、芥茉籽、蘿蔔、祕魯香膏和沒藥。

4 譯註：台鹽的高級碘鹽也含碘。

5 當然，請不要根據這些說法自行嘗試或到網路上尋找治療方法。如果覺得自己可能缺乏某種營養，應該去看醫生。現在許多營養缺乏症狀同時發生或源自其他潛在嚴重疾病，所以沒錯，請不要隨意自我診斷。

6 如果有，可能因為小蘇打是從二次大戰結束擺到現在，或是有人把白醋偷偷換成水。

7 關聯，或數學的葡萄
Associations, or the Grapes of Math

本章主題：樹人、私人噴射機、坑洞、橄欖油、
天蠍座，還有耶誕老公公。

「當個挑剔鬼的科學之旅」的第一步，是深入研究問題一：這兩樣東西**確實**有關聯嗎？老實講，以前我從來沒想過這個問題，只覺得如果做研究的是擁有長春藤學位的聰明科學家，這個關聯一定確實存在。

這想法太天真了。就算是最聰明的長春藤博士提出的關聯，在仔細檢視之下，也可能……不是確實存在。但「不是確實」到底是什麼意思？可惜它沒有明確定義，不過我講個或許不很貼切的比喻：提出確實的關聯就像開車走在滿是坑洞（而且偶有地震）的馬路上，還不能弄壞車子。要知道為什麼這麼困難，從坑洞來解釋會比從馬路來解釋容易得多。所以我們先拿出放大鏡，仔細研究一下這些坑洞。

第一個坑洞：欺騙。這裡不需要用放大鏡，科學家可能假造研究結果並且發表。還好這種狀況非常少見。

第二個坑洞：基本數學錯誤。

信不信由你，即使是經過同儕審查後發表的科學論文，也

會有很基本的計算錯誤。舉例來說，我們看看《冠狀動脈幹細胞移植對191名慢性心臟衰竭患者的短期及長期影響：STAR心臟研究》（The acute and long-term effects of intracoronary Stem cell Transplantation in 191 patients with chronic heart failure: the STAR-heart study）中的〈表2〉，可以看到以下算式：

$$1539 - 1546 = -29.3$$

回想一下國中數學，兩個整數相減時，在我們這個宇宙中，答案不可能是小數。從14匹馬減去8匹，結果不可能出現半匹馬。同樣地，1539減去1546，答案中也不可能有0.3。還有一點：這兩個數字相減後，正確答案是-7，跟-29.3差得多了。

有些錯誤可能小一點，但同樣是錯的。看看這個例子：如果某個群組有200名患者，在計算有相同疾病的患者比例時，不可能算出18.1%這個答案，為什麼呢？因為200人中的18.1%是36.2人，也就是36又1/5個人。但是同一篇論文裡的〈表1〉就出現了18.1%這個數字。

簡單計算錯誤還算比較好的，因為很容易發現。數學過程越來越複雜時，錯誤也越來越不容易發現。

2014年，三名科學家在《世界針灸期刊》（World Journal of Acupuncture-Moxibustion）上發表了頗令人驚奇的研究結果。這幾位學者執行隨機對照試驗，比較兩組超重或肥胖患者的減肥結果。其中一組接受經絡按摩，另一組則否[1]。不按摩組在兩

個月內減輕了3.7公斤，按摩組則在相同期間內減輕了7公斤，將近不按摩組的兩倍（超過起始體重的9％）。在兩個月內減輕起始體重的10％簡直難以置信。對於這個結果，研究肥胖的數學家黛安娜·湯瑪斯（Diana Thomas）真的沒辦法相信。她和同事寫信給《世界針灸期刊》的編輯，表示「我們發現幾個地方有點奇怪」，科學家這麼說的意思是你寫這篇論文時八成喝醉了。

發表這份研究報告的團隊沒有公開原始資料，但已經公開的資料足以讓湯瑪斯進行數學事實檢驗。檢驗方式是這樣的：她估計兩組人的平均身高在減肥前後的變化（知道體重和BMI，就能算出身高）。所有受測者都是成年人，所以在兩個月內的身高變化應該幾乎等於0。湯瑪斯等人發現，這兩組人在研究過程中都長高了：不按摩組大約長高2.5公分，按摩組長高了5.7公分。所以接受按摩的受測者減輕起始體重的10％，又長高了5.7公分，這個結果該怎麼解釋？

1. 這個結果是研究人員捏造的。
2. 有幾位受測者偷偷到了中土世界，成為樹人的朋友，喝了很多樹人飲料，再回到我們的世界。
3. 有幾位較矮的受測者中途退出，但科學家忘了更正資料。
4. 有很多數學錯誤。

天曉得這幾種錯誤中有哪些真的發生了，但即使沒看到原

始資料，我們也知道裡面有錯。這種狀況就像我們在紐約閒晃，看到一隻鴕鳥想偷走梅西百貨的耶誕精靈玩偶一樣：不確定哪裡有問題，但就是覺得怪怪的。我撰寫這本書時，這篇論文的作者還沒有回覆湯瑪斯，期刊也沒有收回這篇論文。（順便一提，我的銀行帳戶餘額屬於第三種錯誤。）

第三個坑洞：程序錯誤。如同用了差勁的食譜或是不小心把糖加成鹽，就會做出難吃的蛋糕一樣，如果計畫或執行研究時出錯，就會搞砸整個研究。小小的錯誤也可能造成大大的災難。舉例來說，在一項人格特質和政治態度關聯研究中，研究人員不小心放反了「保守」和「自由」兩個變數，所以他們提出的所有關聯都……跟實際正好相反。比如說，一般認為在艾森克的P量表中分數很高的人（與意志堅強和威權主義有關），在軍事方面的政治看法趨於保守。這幾名研究人員不僅沒有證實這點，反而表示「與原先預期相反，P分數較高與軍事態度比較自由有關」。嗯沒錯……這樣不大好[2]。

程序錯誤也可能複雜得多。我們來看看地中海式飲食預防醫學（PREDIMED）研究。這項研究的目的，是明確解答地中海式飲食是否真能降低心臟病風險。（給已經忘記的讀者參考：地中海式飲食是生酮飲食興起前最風行的飲食，基本上是吃泡在橄欖油裡的植物，偶爾吃些魚和一杯紅酒。）PREDIMED研究是大規模、長期的隨機對照試驗，參與者接近8000人，為期五年，花費可能超過一架灣流G650噴射客機（口語稱為G6）。這些錢似乎沒有白花。2013年發表的主要發現是：吃地

中海式飲食加上橄欖油或堅果，冠狀動脈發生重大問題的風險可降低約30％。

可惜，有個研究中心的人員犯了很夭壽的錯誤。他們沒有隨機選擇同一村莊裡的人，而是不小心隨機選擇了某個村莊。換句話說，他們沒有把一個村子裡的人分成兩組（一般飲食組和地中海式飲食組），而是把全村所有人分在同一組。

這麼做為什麼是重大錯誤呢？假設這個村莊正好位於核子動力外星太空船上，太空船的反應爐核心又正好洩漏放射性廢料，因此使村裡每個人心臟病發的風險提高很多倍，這個可憐的村莊裡到處都有人心臟病發。

假設有一群好心的研究人員來到這裡，把整個心臟病村莊分到地中海式飲食組。這樣會有什麼狀況？這一組的心臟病發風險會大幅提高，如果不知道關於太空船的事，看起來就會像是地中海式飲食造成心臟病發。另一方面，如果研究人員把整個村莊分到對照組（一般飲食組），對照組的心臟病發風險將比地中海式飲食組大幅提高，讓地中海式飲食看似神奇良藥。

當然，西班牙村莊底下沒有外星太空船（就我所知），但重點是彼此住得很近的人可能都會接觸到同樣有益或同樣有害健康的物質。如果不把這些人隨機分組，就可能無意中大幅提升或降低要檢驗的藥物、飲食或其他干預方式的效果[3]。

PREDIMED的錯誤在這項研究初次發表後五年才被發現。《新英格蘭醫學期刊》（*New England Journal of Medicine*）收回這篇論文，但讓作者重新分析資料（排除非隨機的村莊），重

新發表研究結果。不出意料，作者得出的結論跟原先的大致相同。不過這些資料沒有公開，所以我訪問過的幾位流行病學家依然對結果存疑。無論相不相信最終結果，大家都認同沒有隨機選擇同一村莊裡的人是錯誤。

或許我認為科學文獻完全不應該有愚蠢的數學和程序錯誤是太理想化和天真。同樣的，科學家也是人，所以我想我不應該太過驚訝。無論如何，最重要的問題不是文獻是否有錯，而是有多少錯誤和嚴重程度。

可惜我們很難知道這些。基本上要知道論文有錯，只能依靠其他科學家指出，而且是公開指出。這對任何一方而言都不很愉快。公開指出科學期刊上的錯誤，就好比跑到米其林兩星餐廳的廚房，要主廚在你（和全餐廳每個人）面前重做一份螯蝦沙拉佐鮮奶油醬汁，以便保證裡面完全不含麩質。這對你而言很困擾、對主廚而言很沒面子，最後結果對任何一方都沒好處。

但有些科學家似乎不在乎這麼做。在我的研究生涯裡，只要看到一篇論文公開指出另一篇論文有錯誤，作者裡一定會有長期研究肥胖的大衛・艾利森（David Allison）。我打電話問他是否可以估計科學文獻裡有多少錯誤。他用一個比喻回答我：

　　如果你問我：「大多數城市的人行道上有很多裂縫嗎？」我會回答：「嗯，我沒有正式分析過，但可以這麼說。我經常外出散步，只要出門超過十分鐘，就至少會看到人行

道上有一個裂縫。所以我覺得人行道上應該有很多裂縫。」
我對科學文獻的看法也是這樣。每次我看文獻時，就會看
到幾篇論文有清楚明確的錯誤。

所以就是這樣。
好，現在講過三個坑洞了，還有四個。

．　．　．

通往「確實關聯」的道路上的第四個坑洞是隨機性。為了
解釋這個概念，我先選出幾個……加拿大人！首先說個有點令
人驚訝的事：加拿大安大略省的居民，大多登記在有個正經八
百的加拿大名稱的「登錄居民資料庫」（RPDB）裡。RPDB中包
含一千多萬名安大略省居民的基本資料（姓名、生日等），但
真正厲害的是每個人都有個專屬的身份號碼。安大略人去醫院
時，接受的所有治療都會紀錄在另一個資料庫，而且使用相同
的身份號碼。

這些資料雖未公開，但研究人員可以申請使用另一個匿
名資料庫，用來解答重要問題，例如「人年紀漸長時，是否會
使用較多的公共醫療資源？」但也能解答其他沒那麼重要的問
題，例如「雙子座的人比較容易酗酒嗎？」或「處女座的人懷
孕時特別容易嘔吐嗎？」仔細觀察這幾個問題，就會發現裡面
藏著我們的老朋友：關聯。問「雙子座的人比較容易酗酒嗎？」
就等於問「身為雙子座和酗酒風險提高有關嗎？」不解答這類

問題等於犯了危害科學罪，因此2000年代中期，有個研究團隊著手回答這些問題。這個由彼得‧奧斯汀（Peter Austin）主持的團隊使用這個資料庫，做出如下的比較結果：

	雙子座	其他星座
當年（2000年）生日後因酒精依賴症而住院者的比例	0.61％	0.47％

　　解讀：2000年住在安大略省的雙子座，因為酗酒而住院的風險是0.61％，其他星座的風險是0.47％。所以雙子座因酗酒而住院的比例，比其他星座的平均值高30％（0.61/0.47＝130％）[4]。從關聯的角度說來，奧斯汀發現，雙子座和因為酗酒而住院的機率提高30％有關。但這個關聯確實存在嗎？

　　我們用「坑洞計」來評量看看。

　　首先，我們假設奧斯汀等人沒有欺騙或犯下基本數學錯誤。坑洞1和坑洞2閃過了。

　　此外再假設這個研究的程序沒有問題。舉例來說，雙子座沒有誤標為處女座，或是醫師診斷雙子座時，誤診機率沒有高於或低於其他星座。

　　坑洞3閃過了。

　　好，如果住院人數沒有受欺騙、數學錯誤或程序失誤影響，那麼雙子座和酗酒間的關聯確實存在，對吧？

　　或許。

還有其他因素可能造成雙子座和酗酒之間的關聯，就是隨機性。我覺得這個詞令人很不人滿意，因為隨機性不是清楚明確的原因，而比較像是……這麼說吧，假設我們用手捏碎一片巧克力餅乾，讓碎屑掉在地上，然後走到另一個地方，再捏碎一片。接著再來一次。不管我們重複這樣做多少次，餅乾屑在地上形成的圖形都不會相同。即使我們的手和餅乾都受物理定律支配，餅乾屑也絕對不會相同。隨機性大概就像餅乾屑掉在地上那樣。

心理學家布萊恩・諾塞克（Brian Nosek）曾經指出：「隨機產生的結果往往看來相當真實。」換句話說，餅乾屑有時候會看起來很像耶穌，在前述例子中則是星座和酗酒看起來很像有關。

所以問題是：我們如何分辨這個關聯出自隨機性？我們可能看得出來嗎？

這就是最麻煩的地方。數學中有個分支（出現在撒旦從天堂墮落時）稱為「推論統計學」（inferential statistics），這個領域提供了許多工具，但目前最常用的是p值（p-value）計算工具。p值是0到1之間的數，要解釋它的意義，必須再請出老朋友雙子座當例子。奧斯汀等人算出，這個雙子座與非雙子座差異的p值是0.015。

這是什麼意思？精確定義是這樣的：

p值是我們比較一群隨機選擇的雙子座和另一群隨機選擇

的非雙子座時，兩組間酗酒比例的差異大於或等於奧斯汀發現的值（0.14％）的機率，前提是以下三點成立：（1）對全宇宙每個人而言，雙子座和非雙子座酗酒的比例真的沒有差別。（2）奧斯汀建立統計數學模型時的所有假設都成立。（3）奧斯汀研究的每個步驟完全沒有欺騙、數學錯誤、程序失誤，以及我們提過的各種坑洞，或是其他狡辯、蠢事、廢話、胡說或瘋話。

這個定義超級複雜。所以除了大多數科學家、記者、政策制訂者，以及專業統計學家，幾乎所有人都沒在管它，直接假裝p值的定義是這樣：

p值是隨機性導致雙子座和酗酒有關聯的機率。

如果採取第二個（假裝的）定義，我們看到p值是0.015時，可以斷定：

1. 隨機性導致雙子座和酗酒有關聯的機率只有1.5%。
2. 因此，隨機性沒有導致這個關聯的機率是
   100% – 1.5% = 98.5%。
3. 因此，關聯確實存在的機率是98.5%。

過去有很長一段時間，許多科學家採用這個說法。他們認為，如果p值小於0.05（5%），這個關聯就可稱為「統計顯著」

（statistically significant），也就是確實存在。如果p值大於0.05（倒抽一口氣！），這個結果就是「統計不顯著」，也就是不存在。這可不只在學術上有差別——如果你是專業科學家，你的工作就是發表統計顯著的論文。做得出來，你就能得到終身職，做不出來，請到麵包店從頭再來。

可惜的是，以p值決定關聯是否存在，要比用布利乳酪配羅宋湯還不倫不類。

回頭看看p值的精確定義，就會發現有很多原因可能使第二或第三個假設不成立。奧斯汀這個0.015的p值，可能源自反加拿大駭客惡意更改加拿大資料庫裡的數字，或是奧斯汀不小心把乘法做成除法，或是醫師錯把更多雙子座診斷為酗酒，或是其他好幾百種原因。

對p值最簡單的思考方式，大概就是統計學家暨科學傳播專家瑞吉娜‧諾佐（Regina Nuzzo）所說的「驚奇程度」。假設一下這種狀況：平安夜晚上兩點，我們被客廳裡的響聲驚醒。我們心想：「天哪！耶誕老人來了！」

真的嗎？

當然可能是耶誕老人。物理定律沒有說這不可能。但也可能是小孩跑下樓，想偷看耶誕老人長什麼樣子；也可能是三十六歲的弟弟正在偷吃耶誕老人的餅乾，或者書架上有本書掉到地上、有小偷跑進來了。很小的p值就像夜裡的響聲，它能告訴我們**有一些**意料之外的狀況，但沒辦法告訴我們**是什麼**。響聲很大，因此我們可以99％確定樓下一定有狀況，但這不代

表應該99％確定是耶誕老人被壁爐的撥火棒刺到了。

我們仔細思考一下。隨機性這個通往「確實關聯」的道路上的第四個坑洞，是目前最複雜的一個。它和前三個坑洞不一樣，它不完全是我們的錯，而是世界就是這樣：餅乾屑有時看起來就是很像關聯，但其實純屬巧合。隨機性和其他坑洞不一樣，它沒辦法修正，但我們必須嘗試和理解。可惜的是，我們明顯誤解p值好幾十年，而且它本身雖然不算坑洞，但有助於形成目前為止最大的坑洞。接著我們再回到酗酒的雙子座。

• • •

我剛剛隱瞞了一些事。奧斯汀等人不只發現雙子座比較可能因為酗酒而住院……還發現星座和疾病間有許多關聯。他們最後提出了科學星座圖：

—— 你的科學星座圖 ——

牡羊座　♈　因為腸道感染其他生物住院的機率高41%

金牛座　♉　因為腸道漲氣住院的機率高27%

雙子座　♊　因為酒精依賴症候群住院的機率高30%

巨蟹座　♋　因為腸道阻塞（但沒有疝氣）住院的機率高12%

獅子座　♌　因為未明示處置住院的機率高17%

處女座　♍　因為懷孕時過度嘔吐住院的機率高40%

天秤座　♎　因為骨盆骨折住院的機率高37%

天蠍座　♏　因為肛門和直腸潰瘍住院的機率高57%

射手座 ♐ 因脛骨骨折住院的機率高 28%

摩羯座 ♑ 因為其他不明及未知原因住院的機率高 29%

水瓶座 ♒ 因為胸痛住院的機率高 23%

雙魚座 ♓ 因為心臟衰竭住院的機率高 13%

　　總之他們提出了七十二項分析結果，就像前面的分析一樣，其中有個星座住院的機率在統計上顯著高於其他所有星座的總和。所有關聯的 p 值都小於 0.05，也就是「統計顯著」。因此奧斯汀等人斷定，他們發現的七十二項關聯全都確實存在。各位同屬天蠍座的兄弟姐妹：占星學是真的，好好享受肛門潰瘍吧！

　　呃……

　　我

　　開玩笑的。

　　我一直把它當成真正的科學看待。表面上看來確實也是。奧斯汀等人所做的確實如他們所說：他們搜尋這個龐大的資料庫，分析所有數字，發現以上這些關聯（其實還有很多）。就這點而言，它是真的。但奧斯汀不是占星學家、巫醫，也不是醫師，而是統計學家。他的實驗只能證明盲目依循錯誤的思考架構就會……跑出一堆耶誕老人。總而言之，這個實驗是統計學的碰撞假人，作用是說明坑洞 5 —— p 值操作的危險性。p 值操作是操弄資料，讓我們「發現」要尋找的東西。

　　我們更仔細地觀察這個例子一次，其中有兩個重大錯誤。

　　第一，奧斯汀採取傳統想法，認為如果 p 值小於 0.05，關

215

聯就確實存在。這點大錯特錯。p值完全不能保證關聯確實存在。p值是線索，但絕對不是最重要的線索，更不是「重要的基本事實呈現者」。它是深夜裡的響聲，但不是耶誕老人存在的決定性證據。

第二個重大錯誤是這個：奧斯汀等人的實驗範圍，比自由主義者的夏至包容聚會（Solstice Inclusivity Gathering）還大。他們不是針對單一星座或診斷提出單一明確的假設，而是提出並檢驗14178個假設！這需要極為龐大的資料庫，還要寫程式比較數千次，不斷重複問非常類似的問題：

這些問題的每一個，本身就是一個實驗。所以奧斯汀進行的不是一次實驗，而是14000次實驗[5]。

♍ 處女座因癌結核病住院的機率顯著較高嗎？
　　梅毒呢？
　　　痛風呢？
　　　　盲腸炎呢？
　　　　　……呢？

♎ 天秤座因癌結核病住院的機率顯著較高嗎？
　　梅毒呢？
　　　痛風呢？
　　　　盲腸炎呢？
　　　　　……呢？

這麼做最大的問題是什麼？奧斯汀等人的做法，也就是進行範圍極廣的實驗，再選擇正好相當顯著的結果，就像找來五個小孩，等三十年，看看哪個小孩最成功（$p < 0.05$），拋棄其他小孩（$p > 0.05$），然後宣稱自己是育兒史上最優秀的家長（只發表$p < 0.05$的實驗）。奧斯汀可能使用這批龐大的資料，執行14000多次實驗，「發現」雙子座因為酗酒住院的機率比其他星座高30%，然後只發表這個結果。

無論我們是不是優秀的父母，小孩越多，至少有一個小孩成功的機率就越高。同樣的，檢驗的假設越多，至少有一個假設在隨機性作用下成為「統計顯著」的機率也越高。

剛剛介紹的是最直接了當的p值操作方式：檢驗幾千個假設，只發表$p < 0.05$的假設。有些方法精巧得多，精巧到連科學家也不認為是操作。我們來做個簡單的思想實驗。假設奧斯汀不是做14000多次實驗，而是只做了一次。他的理論是天蠍座比較可能酗酒，所以他掃視資料庫時只看這點。結果他發現天蠍座酗酒的機率高出37%！不過唉呀，p值是0.76……比0.05高了許多，所以沒辦法發表。他就這樣放棄，轉而研究其他東西了嗎？

不可能的。

他是科學家，一輩子都在研究怎麼把檸檬變成檸檬水，而且很成功，失敗從來嚇不倒他。他不會就此放棄。應該不會。

他可能會對自己講，你知道的，這些資料是2000年的。如果我把1999年到現在的資料合併起來，再試一次，說不定

會有什麼發現。

於是他就這麼做了。結果呢？p值是0.43。

好，現在有進展了。所以他試著只用1999年的資料。

p = 0.12

喔喔，越來越接近了！

接著他突然有個想法：小孩不可能酗酒（我們通常會這麼希望），所以他或許應該再試一次，這次只用年齡超過18歲的資料。

p = 0.071

快到了！

現在他又想，說不定18歲這個底線設得不好。水星引力在30多歲時最強，所以他又試了一次，這次只用30至40歲的資料。

p = 0.98

搞什麼鬼！

接著他冒出另一個想法。大學生應該很少有酒精依賴症候群。所以他再試一次，這次只用年齡超過22歲的資料。

p = 0.043

中了！可以發表了！

奧斯汀（在這個思想實驗中）的做法就是比較精巧的p值操作。他沒有做1000次實驗，而是只做一次，然後不斷微調，直到獲得想要的結果為止。在這個例子中，他只操縱了年齡和住院年度這兩個變數。但他也可以加入其他城市的人、把資料

依男女分開、調整計算關聯的演算法細節……，還有好幾百種操作資料的方法。

　　p值操作的危險之處在於它看起來很……很好，彷彿我們努力不懈地研究混亂難解的資料，最後終於發現「事實」。三位心理學家曾經在一篇回顧論文中表示：p值操作「不是壞心研究者邊狂笑邊做的壞事，而是好心研究者在試圖理解不完美的研究成果」。

　　有些人可能會說，p值操作才不只是試圖理解研究成果。我訪問過的許多研究人員把這點歸因於發表「統計顯著」結果的強大壓力。瑞吉娜・諾佐說得最好：

　　　我們建立的獎勵制度要求我們達到統計顯著，就像在床上達到高潮一樣。本來就應該這樣，對吧？我們必須不斷努力，直到站上最高點！

　　不過她也表示，其實不需要這樣，無論在床上或科學上都一樣，重要的應該是過程。

　　就是這樣。現在簡單回顧一下通往「確實關聯」的道路上的坑洞：

坑洞1：欺騙
坑洞2：基本數學錯誤
坑洞3：程序問題

坑洞4：隨機性

坑洞5：統計欺瞞，包括 p 值操作

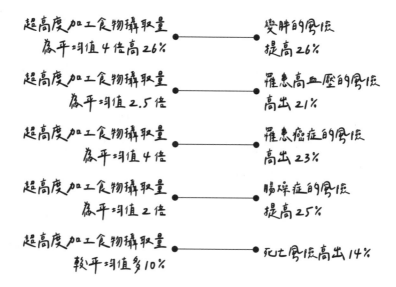

超高度加工食物攝取量
為平均值4倍高26%

變胖的風險
提高26%

超高度加工食物攝取量
為平均值2.5倍

罹患高血壓的風險
高出21%

超高度加工食物攝取量
為平均值4倍

罹患癌症的風險
高出23%

超高度加工食物攝取量
為平均值2倍

腸碎症的風險
提高25%

超高度加工食物攝取量
較平均值多10%

死亡風險高出14%

現在來看看第一章中的恐怖數字：

這些數字都來自兩項大規模世代研究，其中一項在西班牙進行，稱為納瓦拉大學研究（SUN），另一項在法國進行，稱為營養網路健康研究（NutriNet-Santé study）。

好，現在來看看有沒有這幾種坑洞。

坑洞1：欺騙

我們假設其中沒有欺騙行為。

坑洞2：基本數學錯誤。

我們也假設這兩項研究沒有愚蠢的數學錯誤。儘管數學錯誤非常普遍，但我們看不到原始資料，所以還是得先這樣假設。因此論文中說「風險高出21％」時，我們就得接受這個數字，假設作者沒有不小心把12％打成21％。

坑洞3：程序問題

接著我們來看看資料本身。這兩項大規模世代研究其實都是規模很大的持續調查，採集資料的主要方法不是寄發紙本調查表，就是請受調者上網填表，因此都需要受測者確實記得（而且誠實告知）各方面的狀況，包括吃些什麼、是否懷孕、體重多少、身高多少、膽固醇值是多少，以及其他幾百個項目。SUN研究在參與者剛加入時詢問554個問題，以後每兩年再詢問幾百個問題。就我所知，SUN研究中幾乎所有數字都是受調者自己填的，換句話說，護理師、醫師、科學家等人從來沒有碰過面，更不用講要幫參與者抽血、測量、量體重或進行檢查了。而在營養網路健康研究中，似乎只有少數參與者實際做過檢查，大多數也只是填表而已。

即使參與者沒有說謊且記憶力超強，這些研究中的食物調查還是只取得片段資料。法國研究中，指出超高度加工食物和死亡風險有關的資料，來自受調者在兩年內填寫平均六份的食物問卷（每份涵蓋二十四小時）。如果正好碰到一個剛參加過周歲派對的人，結果中的超高度加工食物攝取量可能會太多；

如果碰到正在做果汁排毒的人，又可能太少。這類誤差可能把我們帶往兩個方向：低估或高估風險。換句話說，這樣可能造成假性警報，或在應該發出警告時恬恬不發聲。

這類食物調查曾經引發我所見過科學界最激烈的爭議，但這點留待後面再談。

坑洞4：隨機性

這也可能是因素。但前面已經談過，我們沒辦法光看p值就知道結果是不是隨機性造成的。但我們可以做一件事，就是停、看、聽。基本上就是等一下。為什麼呢？看看其他科學家是否重複或反駁這個結果。我撰寫這本書時，又有兩項研究提出超高度加工食物可能導致不良後果，其中之一是死亡。但目前還言之過早。

坑洞5：統計欺瞞，包括p值操作

大規模前瞻性營養研究通常會測定幾百個變數（包括身高、體重、血型、教育程度、每天吃多少魚、每天吃幾包芝多司……等等一大堆），研究人員分析資料時，可能要做幾百次選擇（包括要納入或排除哪些人、接下來應該追蹤多久、採用什麼數學模型等等）。換句話說，科學家完成研究時有一大堆選項，這代表p值操作容易得多，無論科學家有意或無意。可惜我們不大可能單看研究，就分辨得出其中是否有p值操作……除非主持教授剛好在網路上寫了一大篇文章，無意中承

認曾經叫研究生p值操作自己的結果（對，真有這種事，請谷歌「Brian Wansink」）。

不過儘管如此……

我們看到出自這類大型前瞻性研究的結果時，想像一下以下狀況：我們身在社區國慶烤肉趴中，桌上有漢堡、熱狗，還有許多家庭帶著十幾歲的小孩。主辦家長介紹他的女兒給我們認識。這個女孩非常優秀，目前正在某公司暑期實習。我們心想：哇，這對父母一定也很優秀！但問題就在這裡：我們沒有看到這對父母**所有的**小孩。說不定有個我們不知道的男孩不想每年參與國慶烤肉趴，所以宅在房間裡，邊吸膠邊傳低級圖片給老師。換句話說，我們或許只看到精心選擇的變數和分析，最後得出「成功的」關聯。

我把這個小孩吸膠的比喻告訴諾塞克，他真的嚇壞了。不過他很厲害，不只沒有馬上掛電話，還提出同樣貼切但沒那麼奇怪的方法：「如果你事先說：『我本來就想這麼做、我本來就這麼預測、我本來就覺得接下來會這樣。』我會覺得很你很厲害。但如果事後才這麼說，就沒什麼了不起。」

我們來看看一個例子。

營養網路健康研究檢驗了超高度加工食物和六種癌症結果間的關聯，分別是攝護腺癌、大腸直腸癌、乳癌、停經前乳癌、停經後乳癌，以及各種癌症。

……它真的檢驗了吧？

癌症共有一百多種。

超高度加工食物和胃癌有關聯嗎？假設作者檢驗了這個假設，發現：

p = 0.35

那食道癌呢？

p = 0.78

惡性腦瘤呢？

p = 0.09

停經後乳癌呢？

p = 0.02

賓果！

看到我怎麼做了嗎？「癌症種類」只是一個變數。研究人員可以運用的變數有好幾百個，包括外顯和內含變數。注意，把一百多種癌症縮減到六種，或是選擇其他變數，本身都完全沒有錯。科學家必須選擇他要檢驗哪些對象。但我相信，各位論文讀者都有權利要求研究者保證在分析資料之前選擇變數，或者沒有這麼做的話至少應該講明。

科學家為這樣的保證取了個響亮的名字，叫做「預註冊」（preregistration）。

預註冊是募集參與者之前，先昭告天下你準備檢驗哪些變數，以及準備怎麼分析資料。如果在NIH的預註冊資料庫中檢視 SUN 研究和營養網路健康研究，會發現這兩項研究都在裡面。

那麼⋯⋯這樣就行了嗎？

沒有。

這兩項研究都是在實際開始之後才「預註冊」。預註冊的程序不應該是這樣。平心而論，預註冊在這兩項研究開始時還不存在，但它早在探討超高度加工食物的論文發表前就已經存在，因此就理想上而言，研究的作者應該預註冊資料分析計畫，說明：「（以SUN研究而言）我們分析資料時，想知道超高度加工食物是否與過重和肥胖有關，以下是我們分析數字的方法。」但就我所知，這兩項研究都沒有這麼做。事實上，它們的預註冊資料中，都沒有提到超高度加工食物。

那麼⋯⋯這告訴我們什麼？

在通往「確實關聯」的道路上的坑洞中，目前談過的基本數學錯誤和程序失誤最有趣，因為這兩種坑洞無庸置疑、確定、絕對是錯的。所以PREDIMED的錯誤成為世界性大新聞。但我覺得最不對勁，讓我對第一章那些恐怖數字最質疑的，就是p值操作，因為我們無法單單從研究論文看出結果是真實關聯，還是p值操作的結果。

不過等一下。現在我們稍微超前了一點，還有其他坑洞沒提到。

1　經絡按摩是「刺激身體經絡系統的一種傳統療法，經絡系統就是針灸講的生命能量網」。

2　不過我想指出，這項研究的目的，不是列出保守派和自由派的人格特質差異，而是試圖探究人格特質是否會造成政治態度（或反之是否成立）。

3　糟糕的是，在全村中隨機選擇某些人本身也有問題。舉例來說，有時候受測者會跟鄰居分享療法，但鄰居可能是對照組，這樣將會低估療法的效果。

4　可惜的是，這篇論文沒有列出所有星座的實際比例，所以我用美國酒精依賴統計數字提出至少算半可信的數字。這兩個數字的比例（130%）正確，而且確實在原始論文中。

5　各位或許會好奇，為什麼只有72個統計顯著關聯。奧斯汀進行了14000多次實驗，p值底限是0.05，因此應該會有14000×0.05 = 700個統計顯著關聯。這怎麼回事？奧斯汀只寫了大約72個關聯，其他關聯一定隱藏在資料裡，可惜他沒有列出完整清單。不過72項與星座有關的醫療「診斷」已經很多了，謝謝。

8 公共泳池的氣味是怎麼來的?
What's That Public Pool Smell Made of?

本章主題:咖啡(又來了)、氯、公共泳池、
紅內褲、墨西哥薄餅。

目前討論過的坑洞,都是通往「確實關聯」的道路上的坑洞。但我們暫且假設有個關聯是100%絕對、明確、堅定、真正的確實。我們怎麼能這麼確定?因為我們是從燃燒的荊棘裡取得的。這叢荊棘說:「持有槍枝和擁有較多女性性伴侶極度有關。」為了便於討論,我們假設上帝不會p值操作或發生愚蠢的數學錯誤。所以這個關聯確實存在。別忘了依據第六章,我們接下來必須問自己的問題是:

這個關聯是**因果關係**嗎?

換句話說,女性喜歡跟槍枝持有者上床,是因為這個人有槍嗎?

最重要的是解答這個顯而易見的後續問題:

如果我買一把槍,女人會立刻跳上我的床嗎?

不會嘛!

另外有個因素**同時**造成持有槍枝和有較多女性性伴侶,但我沒有說出來。

猜猜看是什麼,再翻看答案。

就是在調查表上勾選「男性」。

仔細想想，這點並不令人驚訝。男性在統計上本來就比較可能買槍，在統計上也比較可能跟女性上床。以關聯術語說來，持有槍枝和擁有較多女性性伴侶兩者**確實**有關聯，但不是因果關係。所以如果為了跟較多女性上床而買槍⋯⋯不好意思，應該沒什麼用，無論你是男是女。

其他隱藏因素造成的「確實但非因果性關聯」稱為「受干擾關聯」（confounded association）。可惜的是，除了上面這類有點刻意營造（但依然確實）的例子，這類關聯通常很難發現。

我們來看看真正的受干擾關聯的例子。

多年以來，許多研究發現咖啡和肺癌風險提高有關。一項分析發現，咖啡飲用者罹患肺癌的機率，要比非咖啡飲用者高出28％。這項分析出自八項研究，涵括11000多名肺癌患者，整體p值為0.004。

不過這件事有點奇怪：跟肺完全無關的東西怎麼會導致肺癌？還記得香菸裡的強力致癌物，大鼠不管哪個部分接觸都會得到肺癌的NNK嗎？咖啡說不定含有NNK⋯⋯

結果沒有，但咖啡確實含有丙烯醯胺（acrylmmide）。香菸和油炸澱粉食物（以及另一些食物）也含有這種物質。國際癌症研究機構（International Agency for Research on Cancer）、美國國家毒物計畫（U.S. National Toxicology Program）和美國環保署都表示，丙烯醯胺可導致大鼠和小鼠罹患甲狀腺癌，所以對人類可能也是致癌物。

所以，咖啡裡的丙烯醯導致肺癌，可以宣告破案了嗎？

不行。

首先，在實驗室動物身上導致癌症的丙烯醯胺量，要比人類喝咖啡高出一千至一萬倍。此外咖啡除了含有一種以上可能導致癌症的化學物質，還含有可能防止癌症的化學物質。但比這兩點更重要的，是第三個隱藏的因素：吸菸。

我們從第四章已經知道，吸菸會大幅提高罹患肺癌的風險。而吸菸也和喝咖啡有密切關聯。

我們原本知道的狀況是這樣的：

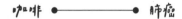

咖啡 ●————————● 肺癌

但現在狀況變得比較複雜：

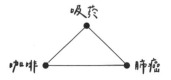

所以⋯⋯究竟是什麼東西用力踩下肺癌加速踏板？是咖啡還是吸菸？這個問題有容易、中等跟困難三種解答方式。容易的方式是：假設咖啡（或其他事物）與肺癌有關最可能的理由，是吸菸與肺癌有強大的因果關聯。這個想法不算瘋狂，但本身沒什麼說服力。至於困難的解答方式，各位應該想到了，就是

進行隨機對照試驗，找幾千個受測者來，隨機分成兩組，讓一組喝咖啡、另一組不喝咖啡，看看最後誰會得肺癌。這個方法除了非常麻煩、違反倫理且花費高昂，還需要至少十年才會有答案。

中等難度的解答方式其實最巧妙。猜到是什麼了嗎？請先思考一下再繼續看下去。還記得第四章曾談到世界上大多數人不吸菸嗎？我們能不能只針對一輩子從沒吸過菸的人重做一次咖啡和肺癌關聯檢驗？

可以。

有科學家這麼做了。

他們的發現是這樣的：如果只看從來沒吸過菸的人，喝咖啡和肺癌風險間的關聯稍微小一點，但這個結果沒有達到統計顯著。這表示用力踩下肺癌加速踏板的壞蛋是吸菸，咖啡只是無辜的路人。

這就是坑洞6：受干擾關聯。

· · ·

營養流行病學研究裡有受干擾關聯嗎？

我們就拿「營養網路健康研究」當成目標來看看。這項研究發現超高度加工食物和癌症有關。

研究的最後，作者依據超高度加工食物攝取量，把參與者分成人數大致相同的四組，不過只是書面分組，而不是實際分開。第一組攝取的超高度加工食物最少，大約只佔飲食的

8.5％，我們稱之為「藜麥迷」。第四組的攝取量最多，佔飲食的32.3％，每天吃的餅乾、蛋糕、汽水、奧利奧[1]等等，差不多是藜麥愛好者的四倍，我們稱之為「化學人」。

現在最重要的部分來了：我們依據一個變項（這裡是超高度加工食物攝取量）分組時，同時也在依照其他許多變項分組。這點一定如此，沒有辦法解決。在這個例子中，化學人和藜麥迷的差異包含許多方面。具體說來，化學人通常可能：

- 比較年輕
- 吸菸
- 身高較高[2]
- 活動量較大
- 吃得比較多
- 喝酒比較少
- 採取節育措施
- 小孩較少

所以我們比較化學人和藜麥迷時，不只是比較超高度加工食物攝取量較多和較少的兩種人，而是在比較：

比較年輕、身高較高、活動量較大、採取節育措施的吸菸者，不喝酒，吃很多超高度加工食物

和

　　比較老、身高較矮、活動量較小、不採取節育措施的不吸菸者，喝酒，吃的超高度加工食物少得多

　　如果你覺得這聽起來絕對會產生一大堆受干擾關聯，那你的直覺沒有問題。

　　我們來看個具體的例子。別忘了，這項研究的主要目的，是了解吃越多超高度加工食物是否越容易得癌症，而研究的主要結果是化學人罹患癌症的風險比藜麥迷高23%。但如果實際查看這兩組人的癌症病歷原始資料，肯定會大吃一驚。化學人這組有368個癌症病例，而藜麥迷這組則有712個。所以超高度加工食物攝取量是四倍的人，罹患癌症病例只有一半？這怎麼搞的？超高度加工食物能預防癌症嗎？

　　當然不是。

　　其實這裡最重要的干擾變項，是年齡。藜麥愛好者的年齡平均比化學人大十歲。同樣的，這類差異沒辦法實際解決。我們依據一個變項把一大群人分組時，其他變項就會不同。有些變項（例如年齡）可能對我們要研究的結果（例如癌症）造成很大的影響。

　　所以，我們一開始的問題的答案是：對。如果進行觀察研究，依據一個變項從書面上分組，就會同時以許多其他變項分組，這麼一來幾乎一定會產生至少一個受干擾關聯。

　　理論上我們可以「調整」這些可能的干擾變項。這意思通常是「以數學方式嘗試及找出要研究的變項有何影響」，在這

個例子中就是超高度加工食物。所以這項研究的作者從原始資料（化學人的癌症病例比藜麥迷少 48%）得出最後結果（化學人罹患癌症的風險比藜麥迷高 23%）的方法就是這樣。可惜其中有兩個問題。第一，要調整某些變項，我們就必須先測定它們，但我們幾乎不可能確認已經測定所有必要的變項。第二點則最為重要，就是調整變項很不容易，我們無從確定調整是否適當。如此可能造成兩個問題，就是低估或高估風險。

所以，坑洞 6「受干擾關聯」，是**確實**關聯和**因果**關聯間的絆腳石。在這個例子中，超高度加工食物和癌症間的關聯或許**確實**，但不一定有**因果性**。它的結果可能源自研究人員沒測定的干擾變項（例如參與宗教活動或個人特質），也可能是研究人員針對已經測定的變項（例如年齡或吸菸）調整不當所致。

• • •

最後一個坑洞，也就是坑洞 7，應該最為微妙——如果坑洞可以用「微妙」來形容的話。總之我們再把眼光拉回咖啡，主要原因是咖啡的相關研究比超高度加工食物多得多。

2017 年，研究人員發表針對咖啡研究進行的大規模研究。事實上這是一份針對研究的研究進行的研究。換句話說，科學家審閱了審閱咖啡研究結果所進行的研究。基本上這是咖啡研究的開端。

我們長話短說：作者以數學方式綜合數百項咖啡研究的結果，涵括人數多達數百萬。

233

這是非常龐大的資料。

來看看就我認為最重要的資料點：每天喝三杯咖啡的人由於各種原因死亡的風險，比不喝咖啡的人低17%。每天三杯咖啡是最佳點，但像（影集《吉爾莫女孩》中的媽媽）蘿蕾萊・吉爾莫那樣狂喝七杯咖啡的人，由於各種原因死亡的風險也比不喝咖啡的人低10%。在這兩個例子中，這些比較都達到了統計上的高潮，也就是「顯著」，而且p值非常低。

所以我們先把這個關聯當成來自燃燒的荊棘，也就是假設喝咖啡真的和整體死亡風險較低有關。不過當然了，喝咖啡和死亡風險較低有關，不表示咖啡就會造成死亡風險降低。

想了解這兩件事為什麼不同、以及有多大差別，請回想關於某種氣味的記憶。它是夏天的正字標記，就是泳池味。如果你曾在夏天時去過公立室內泳池，一定知道這種氣味。它刺鼻又令人暈眩，還帶著少許消毒水的氣味，聞起來就像美食主持人嘉妲・迪羅倫提斯（Giada De Laurentiis）在醫院太平間做檸檬舒芙蕾的氣味。

這個氣味究竟是什麼成分？

我們想想看。泳池味很不平常。我們洗澡時、燒開水時、外面下雨時，甚至在湖泊裡游泳時，都不會聞到這個味道，只會在公立泳池聞到，而在室內池又比室外池明顯。我們也知道公立泳池是用氯消毒。最後，各位應該知道湖泊、河流和雨水都沒有用氯消毒。所以我們來看看我們對氯和泳池味的認識：

	用氯消毒？	泳池味？
湖泊	否	無
河流	否	無
雨水	否	無
家裡的自來水	是	無
公共泳池室外池	是	有，但不是很明顯
公共泳池室內池	是	有，而且很明顯

　　以上其實就是觀察研究。研究人員收集一堆人類樣本，觀察咖啡和降低死亡風險是否有關，我們也蒐集（你鼻子聞到的）一堆水樣本，觀察每種水是否有氯、是否有泳池味。換句話說，氯和泳池味有關，就像咖啡和死亡風險有關一樣。請注意，這個關聯並非無懈可擊，我們家裡的自來水當然也用氯消毒，但它就沒有泳池味。不過這樣已經很接近了，我們可以說氯和泳池味密切相關。

　　看到報導說某樣事物和另一樣事物有關時，會立刻觸發我們的直覺。大多數人都會如此，而且這類狀況太頻繁又太自然，所以很難意識到。上面表格中的資料進入我們腦中，自然就會帶出結論，認為其中一者一定是另一者造成的。畢竟氣味通常是其他事物造成的結果，而不是其他事物的原因。所以我們連自己都沒意識到心裡會自然跳出結論，認為泳池味是氯造成的。這讓直覺顯得合理，事實上，你甚至可能覺

235

得這種氣味就是氯味。

但這個結論正確嗎？

為了得到答案，我做了個簡單的實驗〔3〕。

我在兩個空燒杯各放 100 毫升蒸餾水，聞了這兩個燒杯：沒味道。水當然沒有味道。接著，我在一個燒杯放進 0.025 公克常見的泳池消毒劑次氯酸鈣。我攪拌了幾分鐘，確定它完全溶化後，聞了這個燒杯。如果是氯造成泳池味，那麼這個燒杯應該會有濃濃的泳池味。

但是沒有。

呃……可能化學反應需要一點時間。於是我把兩個燒杯加上蓋子，在室溫下放了一整晚。

第二天我一聞，還是沒味道。

欸，這有點奇怪，泳池了除了消毒劑還會有什麼？

喔

  不

    不會是

      尿吧？

        老天，是尿？

          應該是尿……

只有一個方法能找出答案。

我重做一次實驗，這次用了四個燒杯。一個只放水、一個放水和次氯酸鈣，第三個放水、次氯酸鈣和不到一滴還熱熱的

尿，第四個只放水和尿。我蓋上燒杯，放了一晚上。

第二天早上聞一聞。

喔不要

　不要不要

　　不要不要不要不要不要不要不要

　　　不要啊～～～～～～～～～～！

結果不是其中一個也不是另一個，而是兩者都是。

這代表（一直以來）所有泳池裡都有很多尿？

左邊肩膀的天使：

等等，

別太快下結論。

右邊肩膀的魔鬼：

什麼？太快？你才剛做過實驗欸！

天使：

對，但人體除了尿還會釋出很多東西，例如……防曬乳！

魔鬼：

嗯……你說得對。人還會流口水。

天使：
對啊！口水感覺沒那麼髒。

魔鬼：
還有鼻涕。

天使：
嗯……，真的嗎？

魔鬼：
還有便便。

天使：
你好噁。

　　天使和魔鬼提出四個有趣的可能物質：防曬乳、口水、鼻涕，還有便便。我試了其中兩個。鼻涕造成一股輕微、若有似無的泳池氣味。口水造成的味道在我聞來，則是標準的泳池味，就像你走進健身房的室內游泳池時會聞到的那種。
　　所以我們現在可以稍微修改「氯和泳池味有關」這個原始敘述。這樣講可能比較適合：氯和人類的尿液、汗水或鼻涕混合後，可以產生非常接近公立室內游泳池的氣味。科學界常有一種狀況，就是做一項實驗產生的問題，往往比實驗解決的問

題還多。泳池味的原因中有多少比例是尿，多少比例是汗水或鼻涕？我做的小型實驗產生的氣味，和公立泳池氣味的化學成分相同嗎？公立泳池的泳客真的經常尿尿，以致每個泳池的氣味都像泳池味嗎？（我想這點我們都知道答案）。光研究公立泳池的化學問題就可以研究一輩子了〔4〕。

泳池和尿就是坑洞7的重點：研究設計。換句話說，我們進行的研究類型，可能限制我們判定某樣事物是否具有因果性時做出的結論。

到處聞公立泳池的氣味是觀察研究。我們可以藉此知道氯和泳池味有關，但沒辦法知道氯是否造成泳池味。一個桶子裡放尿，另一個不放，再比較味道，是對照試驗。我們可以藉此知道造成泳池味的原因是尿和氯，但知道的有限（稍後再說明）。確切了解氯和尿（或其他體液）如何產生反應並形成泳池味，則是另一項證據，就像了解吸菸導致肺癌的化學過程是事實之橋的另一塊磚頭一樣。

所以下次我們看到類似

藍莓與降低死亡風險有關

這類新聞標題時，請記住，通往真正和因果關聯的道路上有以下幾種坑洞：

坑洞1：欺騙

坑洞2：基本數學錯誤

坑洞3：程序問題

坑洞4：隨機性

坑洞5：統計欺瞞，包括p值操作

坑洞6：受干擾的關聯

坑洞7：研究設計（觀察研究或隨機對照試驗）

其實還有很多，但這些是必須記得的重要坑洞。

等一下。

記住這些亂七八糟的東西為什麼是我們的責任？

這不應該是……根本就是別人的責任嗎？

要找出各種坑洞，試圖判定這些坑洞是否影響研究結果，藉以評斷一項研究，真的相當困難。如果有一群科學家開發出系統化的方法來評估研究，幫助我們決定要不要戒掉芝多司，不是太棒了嗎？

最讚的是真的有。

● ● ●

不久之前，一群科學家開發出系統化的方法，觀察許多證據，判定這些證據的正確（及錯誤）程度。GRADE系統就此誕生。你可以把GRADE系統的等級想成我們在學校得到的成績，它是右圖這樣的：

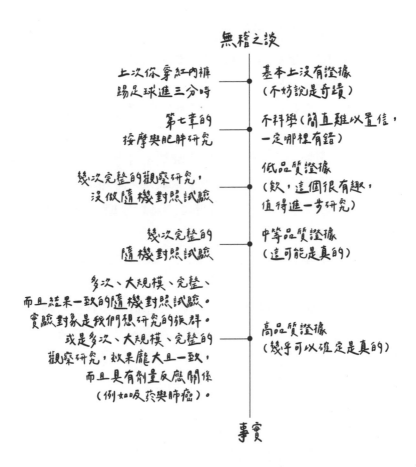

無稽之談

上次你穿紅內褲
踢足球進三分時 —— 基本上沒有證據
（不妨說是奇蹟）

第七章的
按摩與肥胖研究 —— 不科學（簡直難以置信，
一定哪裡有錯）

幾次完整的觀察研究，
沒做隨機對照試驗 —— 低品質證據
（欸，這個很有趣，
值得進一步研究）

幾次完整的
隨機對照試驗 —— 中等品質證據
（這可能是真的）

多次、大規模、完整、
而且結果一致的隨機對照試驗。
實驗對象是我們想研究的族群。
或是多次、大規模、完整的
觀察研究，效果龐大且一致，
而且具有劑量反應關係
（例如吸菸與肺癌）。 —— 高品質證據
（幾乎可以確定是真的）

事實

　　我寫這本書時，對超高度加工食物不利的證據都是觀察證據，風險不算大，因此只能算低品質。我們對待低品質證據的態度通常是：「欸，這個很有趣。或許可以做個隨機對照試驗，看看這個關聯是不是真的而且是因果關係。」我們對這類證據不會說：「我們已經百分之百確定地推斷，這個關聯真的存在

而且是因果關聯，趕快通知媒體！」講得清楚一點，我說的是我們應該特別留意關於超高度加工食物的證據。我絕對沒有說攝取加工食物對人很好。

超高度加工食物最後可能是肥胖和糖尿病的重要原因，但也可能是隨同變項（dependant variable），也就是稍微加速死亡來臨，但不是主要原因。目前我們還不清楚。研究經費將繼續花在超高度加工食物上，證據也會越來越明朗。誰知道呢，說不定有一天證據夠多了，芝多司會被關進監獄，只不過應該也是很多年之後了。

我寫完上面這句話後大概四十二秒，就收到美國國家衛生院（NIH）新陳代謝研究員凱文・赫爾（Kevin Hall）的電子郵件，他曾經針對《減肥達人》（The Biggest Loser）節目的參賽者做過一些研究。幾個星期前我跟他聯絡，問了幾個關於加工食物、肥胖和新陳代謝的一般問題。凱文回覆：「加工食物的手稿正在接受同儕審查，所以我還不能討論這項研究⋯⋯」

什麼？？？

我完全沒有頭緒，但看來他的團隊即將發表史上第一項採用第一章提的NOVA食物分類表進行的隨機對照試驗結果。

記者直覺有什麼了不起，我們只需要隨機性。

• • •

赫爾的研究是史上第一項檢驗超高度加工食物是否比未加工食物讓人攝取更多熱量、增加更多體重的隨機對照試驗。這

類研究不只困難，而且所費不貲。為什麼呢？還記得在這本書一開始，我們談到把兩群人放在互不相通的荒涼海島上，讓這兩群人吃不同的飲食，花幾十年觀察結果嗎？赫爾研究團隊做的基本上就是這件事，只不過沒有做好幾十年，而是只做二十八天，地點也不是在兩個荒涼的海島上，而是馬里蘭州的 NIH 醫院。儘管差別不小，這項研究仍然十分辛苦。赫爾的參與者必須願意做到以下幾點：

- 在醫院裡住一個月，不離開醫院半步。
- 取得餐點後只進食六十分鐘，其後讓研究人員拿走剩餘食物秤重。
- 每天早上六點量體重，並讓護理師記錄。
- 每星期照一次 X 光。
- 每兩個星期做一次 MRI 檢查。
- 每天驗尿。
- 每星期在密閉室內待二十四小時左右，測量消耗多少能量。
- 四個星期內抽三次血。
- 每天二十四小時戴著加速度計，測量身體活動量。
- 每天騎三次健身飛輪車，每次二十分鐘。

要找到二十個健康的志願受試者參與並完成赫爾的研究，基本上就是奇蹟了。真的，我要向這些人致敬，他們願意為科學犧牲個人！

　　這項研究實際上怎麼進行？其實很簡單：這二十位志願受試者隨機分成兩組，每組十人，開始接受超高度加工或未加工飲食。兩種飲食的熱量、蛋白質、碳水化合物和脂肪量都大致相同，主要差別是熱量來自超高度加工食物還是未加工食物（當然還有其他差別，但稍後再討論）。兩個星期後，所有人都改變飲食，原本吃超高度加工食物的改吃未加工食物，反之也一樣。不論接受哪一種飲食，志願受試者攝取的熱量都是維持體重所需的兩倍。為什麼要兩倍呢？因為赫爾研究團隊想知道吃超高度加工食物時會不會吃得更多，要得到答案，唯一的方法就是提供受試者無限的食物，讓他們想吃多少就吃多少。

　　我得承認，我看到這兩種飲食的菜單時，受到的打擊比神祕的魔法石和神奇的快樂石大多了。舉例來說，第五天，未加工食物組的晚餐是：嫩烤牛肉、橄欖油大蒜大麥、蒸青花菜、油醋醬生菜沙拉，還有蘋果切片。第七天，超高度加工食物組的晚餐是白麵包夾花生醬加果醬，芝多司（烘烤口味）、葛雷翰全麥餅乾、巧克力布丁、還有半脫脂牛奶。某幾天，超高度加工食物組的餐點似乎沒那麼糟。第一天的早餐是蜂蜜堅果Cheerios穀片、藍莓馬芬、乳瑪琳和全脂牛奶，但整體而言，它確實是「神奇的快樂石」。

　　我想大家都猜得到結果會怎麼樣：超高度加工食物組攝取熱量較多（大約多500卡），實驗期間體重大約增加0.9公斤。未加工食物組則減輕大約0.9公斤。別忘了，這不是觀察研究，

而是正港的隨機對照試驗（天使合唱音樂下～）。

這樣應該很確定了，對吧？

對。但世界上當然沒有無懈可擊的實驗，所以我們繼續來當挑剔鬼。

為了檢驗超高度加工食物是否導致吃得更多和體重增加，（科學家說）我們必須「找出要探討的變項」，意思是我們必須確定這兩種飲食之間**唯一**的差別是食物的加工程度。為什麼呢？想想看，從我研究尿尿是否造成泳池味的經驗來看，如果我放在燒杯裡的是這些：

1號燒杯：蒸餾水＋氯

2號燒杯：自來水＋氯＋尿

2號燒杯聞起來會比較像泳池，但我還是沒辦法確定尿是不是主要原因。為什麼呢？因為自來水裡可能有些成分造成那種氣味，或是和氯產生作用，造成那種氣味。

藉助這樣簡單的實驗，就很容易找出要探討的變項。但在涵括所有飲食的研究中，要這麼做會困難得多。即使赫爾等人盡可能確定兩種飲食的各種變項都相同，還是會有些變項（例如「每克熱量」）不一樣。「每克熱量」又稱為「能量密度」（energy density），每種食物的這個變項往往差別**相當大**。舉例來說，一片芝樂坊（The Cheesecake Factory）的薄荷薄片乳酪蛋糕含有1500卡，但同樣重量的全脂牛奶只有250卡左右。我們從第一章可以知道，超高度加工食物的能量密度非常高。因此，使我們吃得更多的可能是能量密度，跟食物加工**沒有**關係。想

想看餐飲名人蓋・菲里（Guy Fieri）做餐點給你吃。

哦老天，我做了什麼，真抱歉。

他的「餐點」能量密度極高，但完全沒有加工過。現在想想嘉姐・狄羅倫提斯做餐點給你吃。她的餐點也沒加工過，但能量密度會低得多。哪種我們會吃得比較多？

對，是菲里的，而且我們會懷著罪惡感一直吃。

赫爾的研究也有相同的概念。超高度加工飲食的能量密度高出許多[5]。所以體重增加可能源自能量密度的差別，而不只是加工與否（至少有一部分是因為如此）。

如果你覺得腦袋壞掉才會選菲里的墨西哥法士達，而不選蓋姐的白腰豆燉牛肉，那是因為沒有考慮另一個變項：口味。

有一則推特指出，「這項研究只是發現一般人偏愛好吃的墨西哥薄餅，不愛吃索然無味的沙拉」。換句話說，一般人愛看「神奇的快樂石」而不愛「神祕的魔法石」可能因為他們就是喜歡看成人片、不愛看劇情片。這個想法並不誇張，但這項研究中有二十名參與者在「愉悅感」方面對這兩種飲食評價大致相同。你可能會說這代表口味不算是因素，但《美國臨床營養學期刊》前主編丹尼斯・比爾（Dennis Bier）不同意這個說法。他認為，超高度加工食物組多攝取500卡，正好指出超高度加工食物確實比較好吃[6]。

所以，如果這項研究真的想測試超高度加工食物單獨對體重增加的影響，兩種飲食應該在能量密度和其他幾個沒有考慮到的變項方面更加接近。但還有其他因素讓我們還不能確定這

個發現正確無誤。

這項研究規模不大（只有二十個參與者），期間也偏短（僅僅二十八天），跟一輩子比起來更顯得短暫。此外赫爾也沒辦法不讓參與者知道自己吃哪種飲食。這點幾乎不可能做到。他確實試圖在某些方面不讓志願受試者知道詳情，舉例來說，他告訴受試者這不是減重研究，而且沒有透露他們的體重。但參與者憑直覺一定知道，這項實驗的目的是檢驗加工食物是否對身體不好，而且他們可能本來就對超高度加工食物有些想法，這些想法可能影響結果。

此外這次試驗的環境也跟實際生活完全不同。除了住在醫院裡、進行各種檢查（只是沒有檢查糞便），受測者還要定時回答「你現在覺得有多餓？」和「你現在想吃多少東西？」等問題，以及評價自己吃的食物，有時候真的要**邊吃邊回答**。這樣會有什麼問題？這點不見得會影響兩組之間的差別，但會影響類似的實驗在特定環境**之外**是否會成功。換句話說，如果受測者回到家裡，拿出一樣的未加工飲食，也沒辦法一樣做出**完整**的實驗。因為我們沒有住在醫院裡、沒有一直接受各種檢查，也不會一直想到食物。這些因素都會明顯影響行為，也可能影響我們是否會減少熱量攝取和減輕體重。但赫爾其實沒什麼選擇，想要絕對、百分之百確定志願者吃了什麼，唯一的方法就是把志願受試者關在醫院裡，但這麼做同時也會大幅改變他們的自然環境。

另一個可能的問題是志願受試者本身。一般說來，受試者

明顯屬於世界衛生組織所定義的「過重」——標準是身體質量指數（BMI）為27以上。此外他們也相當年輕（平均年齡是31歲），而且願意參與長達一個月、內容繁複的臨床試驗。同樣的，這些可能不影響兩組之間的差別，但可能意味著結果或許不適用於我們自己。假設你是75歲，BMI是22，而且沒興趣接受科學家研究，那麼你的身體可能就和這個實驗的參與者明顯不同，不能直接套用研究結果。

以上這兩個問題，是所有隨機對照試驗的普遍問題，而不是赫爾有什麼地方做錯。事實上，隨機對照試驗最常受到的批評，就是研究設定（包括環境和受試者）幾乎不可能和我們的狀況完全相同。所以我們不一定能把研究結果轉移到想研究的對象上。

好，現在我們不當挑剔鬼，在該支持赫爾的地方給他一些支持。

首先，這項研究的預註冊做得相當完整認真。赫爾提出了計畫，而且依照計畫進行測定。此外，他決定公開所有原始資料，這表示任何人都能檢視所有計算過程，或是進行進一步計算，不需要經過他同意。這兩點讓我相當確定，這項研究不會是一堆p值操作的無用結果。即使兩種飲食間有些變項不同，但大多數相當接近。舉例來說，兩種飲食來自碳水化合物、蛋白質和脂肪的熱量比例幾乎相同，所以我們可以把某些變項排除在可能造成問題的名單之外，這點很有幫助。

那麼，這一項試驗有沒有改變我對不利於超高度加工食物

的證據的看法？

有，改變了一點點。

這項試驗證明，超高度加工食物造成一群過重的年輕人體重增加。只不過（這裡請特別留意）我們不能斷定加工食品導致體重增加的原因是加工。

乍看之下，這個說法完全不通。我們怎麼會知道超高度加工食物造成某種結果，但不知道造成結果的原因是不是加工？關鍵在於超高度加工食物包含了一大堆變項：能量密度（高）、體積（小）、風味（好吃）、生產地點（工廠）、鹽分（高）等等。因為在赫爾的研究中，這些變項仍然完全不同，所以我們不可能確定是哪個因素造成體重增加。是加工嗎？可能是，也可能不是。有可能是能量密度，也可能是纖維種類、口味，或是其他因素。

我們可以把它想成「知道超高度加工食物**會**造成體重增加」和「知道它**為什麼**造成體重增加」之間的區別。我們當然想知道為什麼，但有時候只能從會開始。赫爾的研究是必要且重要的第一步，後來又出現了許多實驗。

此外，我們不能忘記這項實驗時間短、規模小、僅限於特定族群，而且是在相當有組織的環境下進行。所以它的結果或許不能像我們想的那樣，可以套用在許多人身上。

整體而言，對於建造超高度加工食物真相之橋，我認為這次試驗很適合當成第一塊磚塊，但我也認為我們需要更多磚塊和水泥，才能信心十足地說我們知道**答案**。

....

1 可惜的是奧利奧在法國的名稱反而沒有法國味。#partyfacts

2 冷知識：個子較高的人罹患癌症的機率（略微）較低。#partyfacts

3 已有很多人做過這個實驗，但我本著科學精神，嘗試重現結果，同時增加一、兩個對照組。如果想看看其他人的例子，請參見 https://www.youtube.com/watch?v=S32y9aYEzzo。

4 當然真的有人研究了一輩子。

5 如果排除飲料，超高度加工飲食的能量密度接近未加工飲食的兩倍。為了彌補這個差別，赫爾等人在零卡檸檬水中加入大量纖維，納入超高度加工飲食中。但這和使兩種飲食的固態食物份量相等並不一樣。

6 如果受試者對兩種飲食的評價一樣，怎麼可能會這樣呢？有可能是參與者覺得未加工食物「很好」或「天然」，所以誇大它的口味。也可能是知道自己參與研究，所以誇大它的口味。

9

你有個重要約會遲到了

You're Late For a Very Important Date

本章主題：記憶、失敗的孩子、無底洞、缺陷和死亡。

我們已經談過五個通往**確實**及具因果性關聯的路上的坑洞，現在要踩進具有爭議的水域了：這些坑洞對營養流行病學有影響嗎？為了找出答案，我打電話給生物統計學家貝西・奧格朋（Betsy Ogburn），她告訴我，我想錯了：「如果要營養流行病學家提出自身研究的弱點，他們大多會把這幾點全部列出來。」換句話說，每個人都認同確實有這些坑洞。但她又說：

> 我覺得很難真正記住這些坑洞可能傷害看來相當有力的證據，尤其是研究人員投入大量血汗和淚水之後。

奧格朋說得對。我訪問過的營養流行病學家都承認確實有這些坑洞，也都同意開車走在科學道路上奔馳不可能不碰到它們。但他們對兩件事看法分歧非常大：第一，車子碰到坑洞了嗎？第二，車子還能不能開？

兩位科學家站在路口，清清楚楚看到前面的坑洞，也同意坑洞就在那裡而且很危險，然後坐進車子開向另一頭，邊開車

邊大聲爭論有沒有撞到東西以及車子有沒有全毀，這事感覺真的非常奇怪。

為了弄清楚這點為何引發那麼多爭辯，我們先回到1990年代末和2000年代初。2005年，希臘流行病學家約翰・奧尼迪斯（John Ioannidis）發表一篇標題既溫和又毫無刺激性的論文：《為何已發表的研究發現大多是錯的》（Why Most Published Research Findings Are False）。搜尋當時的科學新聞一定會看到這篇論文。無論讀者同不同意這標題，這篇論文無疑大大震撼了科學界。它促成之後好幾項在心理學和基礎癌症研究領域成果卓著的計畫（在這些計畫中，科學家重做已發表的實驗，檢視是否能重現結果）。奧尼迪斯後來任教於史丹佛大學，轉而關注營養流行病學，他向一位加拿大記者表示「它（營養流行病學）應該丟進垃圾桶」，並向新聞評論網站Vox的記者表示「這個領域正逐漸老死。到某個時候我們必須埋葬過去、邁向未來……」。

這些言論絕對會引發大戰。

營養流行病學家開始反擊，但他們沒有奧尼迪斯的表演天分。哈佛大學營養流行病學家華特・威列特（Walter Willett）回應：「你嚴重扭曲了營養流行病學的研究方法。」這種回應方式就像聽到「你支持的一切都是發臭的狗屎」時，回應說「我們對這個主題的看法不同」。奧尼迪斯和威列特之間的鴻溝（我姑且稱之為「營養流行病學戰爭」），是我在蒐集這本書的資料時看到最大、最深的無底洞。如果各位有興趣看令人困惑到極點的統計數字、哈佛和史丹佛兩所大學的競爭[1]，以及（或

是）質疑自己精神是否正常，應該會超愛這個無底洞。這些我都沒興趣，因此我不會跳進去，而會溫柔地帶領大家在無底洞周圍觀察。我們會探頭看看乏味的黑暗，詢問洞裡的人物，但我們不可以超過事件視界。

　　奧尼迪斯批評營養流行病學的說法之一，是我們在第七章談過的：檢驗的假設越多，至少有一個假設在隨機性作用下呈現「統計顯著」的機率也越高。但奧尼迪斯認為，就食物和疾病而言尤其如此，原因是要檢驗的假設基本上有無限多種：

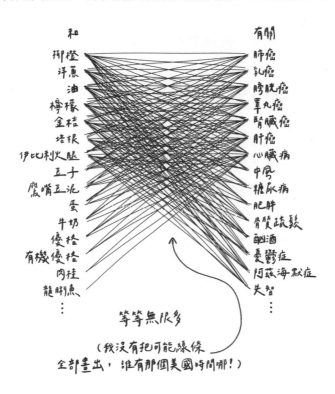

上圖中每條細線是一種可能實驗。假設有300種食物和800種疾病，總共就有24萬種可能實驗。即使其中只有5%在隨機性作用下出現統計顯著關聯，仍會有12000種實驗證明金桔和肛門潰瘍有關[2]。奧尼迪斯還主張，指出食物和疾病有關的結果比較常發表，也比較容易被媒體報導，我同意他的說法。因此比起看到以下新聞標題：

月桂葉沒有跟特定疾病有關

我們更常看到這樣的標題：

龍脷魚與睪丸癌風險提高23%有關[3]

威列特等人反駁道：我們沒有像機器人一樣盲目測試每個假設。我們運用生物化學知識、動物實驗和新陳代謝實驗，把假設縮減到最有可能的範圍。此外，我們也從檢視單一食物，改成檢視飲食型態（例如地中海型飲食），如此可以減少假設數量，同時更確切反映實際攝取的食物。

奧尼迪斯的另一個主張是，營養流行病學的依據是觀察研究，而非隨機對照試驗。別忘了，在觀察試驗中，我們並未改變受試者的行為。在理想狀況下，我們會找來一群人，追蹤他們好幾年，觀察他們是否罹患癌症、心臟病或我們想研究的各種疾病，接著比較罹患癌症（或心臟病等）的人和沒有罹患的

人。他們是不是吸菸比較多？較少運動？吃的裸鼴鼠比較少？

　　我們晚一點會以觀察試驗來探討奧尼迪斯的問題，但先平心而論：威列特主張（而且我贊同）觀察研究有成功先例，其中最著名的例子是吸菸。不利於吸菸的初步證據大多出自觀察：別忘了，1964 年美國公共衛生部長的報告中，引用的隨機對照試驗數目是⋯⋯零。即使如此，它在定義上並不是**營養流行病學**，因為我們不會吃香菸，但觀察試驗也曾是營養流行病學領域的主流。威列特團隊提出了幾個例子，其中最近的是反式脂肪。他們表示他們沒有**完全**依靠觀察研究，也會使用隨機對照試驗，但正如他們曾經指出的，觀察研究花費較少，而且對某些研究主題而言，隨機對照試驗往往違反倫理或不可行。

　　好，奧尼迪斯對觀察研究的說法的牛肉在哪裡？第一塊牛肉：它們出自觀察，相當於到處去公立泳池聞味道，而不是尿在杯子裡。因此即使觀察研究**能**指出某種食物和某種疾病之間確實有關聯，也不能指出確實是這種食物造成這種疾病。

　　第二塊牛肉：記憶。這部分說來話長，請繫好安全帶

• • •

　　我們來看看這個發生在印第安納州的故事。故事一開始十分平常：「上個星期，一名馬里恩郡警局職員到印第安納波里斯的莫里斯街 3828 W 號買了一份麥香雞」。接著他把麥香雞放進冰箱，開始工作。七個小時後他拿出麥香雞時，發現**麥香雞少了一口**！

咚

　　咚

　　　咚

他立刻斷定「由於他是執法人員，所以有個麥當勞員工惡搞他的餐點」，於是他回到那家麥當勞客訴。報導這件事的《華盛頓郵報》指出，麥當勞和馬里恩郡警局都著手**全力調查**這件**少一口案**。

這個謎團最後怎麼破解？

「有個職員在馬里恩郡監獄開始值班時，咬了一口麥香雞，再把它放進休息室的冰箱。七個小時後，他忘記自己咬過一口麥香雞」。

你可能會有點懷疑，不過確有其事，資料來源是馬里恩郡警局針對這次事件發出的聲明。

這件事的重點是什麼？重點是：我們對自己吃過什麼記性很差。

營養流行病學的核心，是了解我們攝取的食物是否會導致疾病。所以如果營養流行病學無法確實了解我們吃了什麼，就沒辦法明確找出食物或飲食和疾病的關係——完全不可能。因此，營養流行病學（和相關批評）有很大一部分集中在我們的記性有多差（或不差）這個關鍵問題上。現在，威列特會說「少一口案」證明不了什麼。他說得沒錯，故事不等於科學。那麼我們現在就來談談科學。

最好能有個簡單、容易、成本低廉又精確的方法，可以知

道人對食物的記性是好是壞，可惜答案是否定的。事實上，評估人類對**任何事物**的記性都很困難。記性屬於另一個更大的問題：人類說的東西可靠嗎？假設問一個人多久去健身房一次，對方回答「每星期三次」，我們應該相信嗎？

探討這個問題的方法有好幾種。我先介紹我一個朋友，名叫「美國國家健康營養調查」（NHANES）。NHANES的執行者是美國疾病管制及預防中心，簡稱CDC。他們每年會：

1. 選擇五千名具代表性的美國人。
2. 讓他們接受這輩子最複雜的考試。

醫療史、家族醫療史、身體檢查、牙齒檢查、血液檢查、聽力檢查、身體活動監測、懷孕檢查、飲食問題。NHANES會問這些人賺多少錢、皮膚顏色、是否吸菸、運動、性事（是否避孕，是否使用保險套、口交膜、情趣用品等）和是否使用藥物，如果有還會問頻率。只要是問了不會被趕出門的問題，他們幾乎都會問。詢問會持續將近一整天，或是直到參與者累死。

我是開玩笑的。NHANES對參與者和相關人員而言其實都十分辛苦。僅僅從五千人收集這些資料，花費就超過百萬美元，取得的資料量十分龐大。想像一下我們去看醫生時，醫生不是只花十二分鐘就把我們打發走，而是花一整天詢問我們各種問題，還做了LabCorp和Quest Diagnostics的各種檢驗。

NHANES還會做兩件簡單但很巧妙的事：

1. 測量參與者的身高和體重。
2. 詢問參與者自己的身高和體重。

如此就可以比較參與者說的身高和體重與**實際**的身高和體重。這個方法可以輕易測出是否能相信一個人說的身高和體重。2009年有兩位科學家就是這麼做的。他們下載了三次NHANES的資料，總共約16800人，比較這些人自己講的身高體重和實際數字。

結果呢？

一般說來，男性說的身高比實際高約2.5公分，體重比實際重約半公斤。女性說的身高比實際高0.75公分、體重比實際輕1.5公斤。

如果你上過交友網站，會覺得這些結果很真實。事實上至少對我而言，這個結果真實得很好笑：我這輩子唯一被問身高的地方，就是在交友網站上，當時我就報高了1.5公分。

在這項研究中，沒有一個族群說的身高比實際矮，男女老少、有錢沒錢、是胖是瘦都是這樣；每個人自覺的身高都高於實際。但講到體重時，狀況就有趣多了。男性幾乎都覺得自己比實際重，但不包括CDC定義為肥胖（BMI超過30）的男性，後者平均覺得自己比實際輕1.5公斤。女性幾乎全認為自己比實際輕（但過輕的女性則認為自己比實際重）。

你認為哪個族群精確估計自己體重的能力**最差**呢？

應該不是你想的那個。

是體重過輕的男性。明確地說，CDC定義中體重過輕男性，他們的自覺體重比實際體重足足重了4公斤。2009年這項研究不是特例，有許多研究都指出，我們所說的自己可能和實際的自己差別很大。

如果只講身高和體重，這似乎沒什麼了不起。高1.5公分或輕1.5公斤有什麼差別？就某個程度而言，我同意。但身高和體重很簡單，所以誤差不是應該比較小嗎？這樣讓我們不禁懷疑：如果連自己的身高和體重都會說錯，那麼我們說的飲食內容可信嗎？

我訪問過的所有科學家，包括奧尼迪斯和威列特，都同意食物很複雜，遠比體重複雜得多。我們一年內可能吃過幾百種、甚至上千種食物，攝取的量也差別極大。季節改變時，我們吃的東西也會改變。我們會在家自己煮食、會外食，有時候會吃點心，偶爾會禁食或暴飲暴食。多年下來，飲食可能會有很大的改變。

在食物方面，我們可能講錯的地方多了許多。

但探討這個問題之前，我們先談談食物如何測量。大多數狀況下，測量食物的方法不是赫爾的隨機對照試驗，而是「記憶法」，顧名思義，就是由參與者自己列出吃了什麼。但記憶法有許多不同面貌。舉例來說，許多研究採用「二十四小時回憶」，方法也如同它的名稱所說，是由參與者自己列出過去二十四小時吃了什麼。NHANES採用兩次二十四小時回憶，每次包含五個循環，基本上就是參與者列出過去二十四小時吃了

259

什麼……總共列五次。為什麼要五次？因為我們的記性會越來越好。到第五次時，我們往往會想起第二次時沒寫到的東西，例如午餐甜點吃了克隆代克雪糕。

有些研究採用「食物頻率問卷」。每個研究團隊會有自己的食物頻率問卷，但詳細的問卷通常會問：

在過去一年內

平均

頻率

吃特定量

的某類食物

例如：過去一年內，您平均多久吃170公克（一份）的薯條一次？

- 從來沒有。
- 每個月不到一次。
- 每個月一到三次。
- 每星期一次。
- 每星期二到四次。
- 每星期五到六次。
- 每天一份或以上。

我們探討記憶之前，還有個更基本的重點：理解問題。

我們為什麼好像需要記事本來了解「每星期五到六次」和

「每天一份或以上」之間的差別？另外談到「份」，是170公克還是「一份」？這兩者相等時，代表一定⋯⋯兩者相等，也就是說兩者通常不相等。事實上，麥當勞沒有一種大小的薯條正好是170公克⋯⋯當然啦，可能他們說的是體積。如果是這樣⋯⋯我們把薯條塞進3/4杯的量杯裡時要塞多緊？（假設不太緊。）

此外，薯條指的是麥當勞薯條、一般餐廳薯條，還是我們自己在家炸的薯條？第一章提過，化學家會說都一樣，但提出NOVA食物分類系統的巴西營養學家卡洛斯・蒙泰羅應該無法認同。此外還有「平均」，這個詞通常這樣解釋：「請把食物的產季攝取量除以一年，例如如果在三個月的哈密瓜產季中每星期吃四次，則平均攝取量是一年內每星期一次。」

如果你跟我一樣還搞不懂，計算方式是這樣的：

$$4 \frac{次}{星期} \times 4.33 \frac{星期}{月} \times 3個月 = 52 \ 次$$
$$（夏天時吃1/4個哈密瓜）$$
$$所以⋯⋯ \frac{夏天吃了52次}{1年52個星期} = 每星期一次（平均）$$

食物分類方式有時似乎很沒道理。舉例來說，有個問題關於「墨西哥餅：麵粉或玉米做的⋯⋯」底下另一個問題是「洋芋片或玉米／墨西哥脆片」，我知道他們想區別墨西哥餅和墨西哥脆片，但把洋芋片跟玉米脆片混在一起講？這兩者根本是不同的植物。

有些問題如果只看字面，很容易寫出完全錯誤的答案。舉例來說，過去一年內，您平均多久吃兩片披薩一次？

我多久吃正好兩片披薩一次？

我這輩子從來沒有只吃兩片披薩過[4]。

流行病學家凱瑟琳・弗雷格（Katherine Flegal）表示，重點是「這類問題很難回答，它會讓我們的認知卡住，我們通常不會那樣思考。」

此外就是記憶問題。弗雷格繼續指出：

　　我們知道自己絕對不會吃什麼食物。這沒問題。「我不愛吃羽衣甘藍，我絕對不會吃。」這樣就結束了。此外我們也知道自己每天都吃什麼。「我這輩子每天早餐都吃這個。」但我們不知道介於兩者之間的食物，偏偏大多數食物都屬於這部分。

最後但同樣重要的是──（倒抽一口氣！）

可能會讓人大吃一驚的是，營養流行病學有很大一部分是以這類飲食調查為基礎，但我們先來看看這些反駁。簡言之，它們是：

1. 大家都知道記憶法不可能絕對毫無缺陷。
2. 記憶法不需要毫無缺陷，只要夠好就好[5]。
3. 飲食測量誤差是「無差別的」。

　　我們不用擔心最後一點的意思。重點是記憶法經常低估相對風險。所以舉例來說，還記得發現超高度加工食物和死亡風險提高14%有關的研究嗎？如果我們接受唯一的誤差是飲食測量誤差，則實際風險可能高於14%。確實多高則取決於測量誤差程度，以及研究人員數學調整的效果。

　　那要怎麼解決這些問題？

　　從直覺上看來，記憶法似乎……很不可信，但支持者認為它已經足以找出食物和疾病間的關聯，此外他們也表示，現在可用的也只有記憶法。他們說得沒錯，就我所知，現在沒有其他方法能估算人類幾十年吃的東西，不然就是花費極高。同樣的，記憶法反對者也提出很有力的意見：如果一種方法不夠好，就完全不應該使用，就算沒有其他方法也一樣。

　　營養流行病學中最具爭議性的點應該是：這類問卷有多可靠？威列特等人表示，這類問卷足以提出公共衛生宣告，例如「考慮過所有證據，包含觀察研究、動物實驗和中介端點後，我們可以據以斷定培根會導致臀部癌」。奧尼迪斯等人表示這類問卷沒有價值。所以……是的，雙方的看法目前還是南轅北轍。

• • •

　　奧尼迪斯對營養流行病學的說法的第三塊牛肉聽來有點無聊。它是這樣的：營養學變項大多彼此密切相關。

　　這是什麼意思？又有誰在乎這點？

　　意思是：如果你每天吃一顆蘋果，就不大可能同時每天喝一杯速食店奶昔。或者如果你年薪八萬美元，在熱瑜珈課間吃酪梨土司和喝豆乳拿鐵的機率就會比較高。或者如果你經常健身，吃雞肉的機率就會高於吃丁骨牛排。基本上，這個概念是：食物攝取、身體活動、賺多少錢、是否吸菸、能活多久等營養和生活方式變項彼此間的關聯，遠大於其他科學領域。這事本身不是什麼驚天動地的見解。蘋果食用量當然和某些食物的食用量密切相關，例如胡蘿蔔。如果某個人開始健康生活，蘋果和胡蘿蔔都吃到的機率會比較高。關聯（應該）可以解釋。奧尼迪斯主張，由於彼此相關的變項實在太多，因此營養流行病學完全失去作用。

　　為什麼呢？

　　在奧尼迪斯看來，找出統計顯著的關聯，就像發現名演員泰・迪哥斯（Taye Diggs）追蹤我們的推特一樣：起先很驚訝，但在發現迪哥斯幾乎追蹤推特上的所有人之後，就覺得沒意義了。

　　我們來做個思想實驗。假設我們進行觀察研究，發現每天吃一顆蘋果和死亡風險降低22％有關。這看起來很明確：

蘋果 ●————————● 死亡風險降低22%

　　但如果繼續觀察，又發現每天吃一顆蘋果也和每天吃水果蛋糕、胡蘿蔔、薑茶和運動有關。因為另一些東西和吃蘋果有

關,吃蘋果又和死亡風險降低有關,所以另一些東西也和死亡風險降低有關。現在這個(假想)狀況變得有點錯綜複雜:

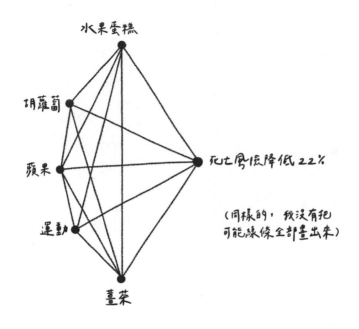

上面是我用小學三年級程度畫的圖。下面才是實際的「關聯球」圖形,其中只包含十九個常見的營養測量值,例如攝取多少脂肪、蛋白質、碳水化合物、纖維、酒精和蔬菜,以及維生素、礦物質和膽固醇值等血液檢查結果。

下一頁這個球跟我畫的圖不一樣,下圖是有真實資料做依據的:

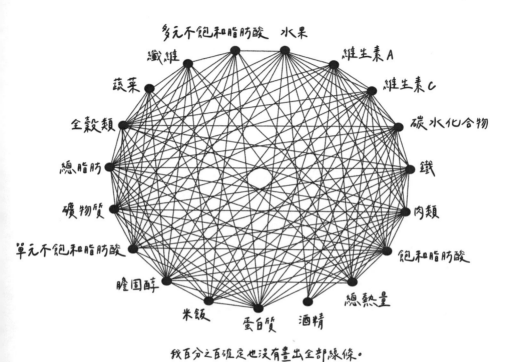

我百分之百確定也沒有畫出全部線條。

如果你覺得看來好像每樣東西都跟其他東西有關，那是因為……真的是這樣。所以現在問題變成：哪個變項造成結果（可能是癌症、心臟病、死亡或其他研究目標），以及哪些變項只是搭順風車？更實際地說，有些變項可能會把加速踏板踩到底，有些只是輕踩，有些可能是輕輕踩煞車，有些可能是坐在後座什麼也不做，只會抱怨跟傳訊息，可惡快給我放下手機。

這是威列特和奧尼迪斯間爭論的另一個關鍵。威列特會說，用來調整這些變項的數學方法很強大，在規矩的研究者運

用下,可以產生我們能完全相信的結果。奧尼迪斯則會說,對吸菸這類1000％規模的風險而言或許沒錯,但對超高度加工食物造成的死亡風險提高14％這類規模小得多的風險而言,就完全不對。我必須說,就這點我同意奧尼迪斯。

奧尼迪斯的論點是,如果不做隨機對照試驗,幾乎不可能找出真正的主導變項。

威列特的論點是,良好的觀察研究能調整干擾變項,因此足以用來提出公共衛生宣告。

現在這場戰爭已經介紹完畢,我簡化了雙方的主張和要角。奧尼迪斯和威列特各代表一大群人。每個主張都有人反駁,這些反駁引來更多反駁。這個無底洞深不可測,歸根結柢,我覺得只是自尊和恐懼而已。

· · ·

還記得第八章我們再度扮演挑剔鬼嗎?扮演挑剔鬼當然好玩,但某些時候我們必須變成工程師,不只指出問題,還要設法解決。科學家是動手解決問題的人,所以會源源不絕地提出可能的解決方法。

我簡單介紹一下。

最極端(爭議也最多)的解決方法,是減少觀察研究的數目,把經費轉做大規模隨機對照試驗。各位應該猜得到誰最支持這個做法、誰最激烈反對。這麼說或許有點厭世,但我覺得這個爭論唯一的解決方法是其中一方先退休,或是其中有一方

負責分配NIH的經費。

那麼p值操作呢？

有個解決之道是採取赫爾的做法。自己表明意圖。預註冊研究，尤其是資料分析計畫。另一個解決方法是說明做法，不要只說「我在這裡簡短說明要點」，而要說明**每個步驟**。諾塞克在訪問中一再提到這點，他強調這點的程度甚至高於預註冊：

> 我只希望大家說明自己如何得出結論，無論是怎麼做的。完全探究、完全預註冊，用許多種方法同時分析資料，這些都沒關係。好好說明從概念出現到得出結論的整個過程。

說明做一件事的所有細節，其中一部分包括釋出原始資料（當然是匿名）和用來分析的城市。有些研究人員不願意這麼做，但有些很樂意。舉例來說，我們就可以下載和重新分析赫爾的加工食物研究[6]。如果威列特想找出這個研究的破綻，就可以下載原始資料。如果奧尼迪斯想找出威列特的破綻尋找過程的破綻，**同樣**可以下載原始資料。如果其他人想修補某些破綻，再找出其他破綻，也可以使用每個人都拿得到的資料。這點現在已經實現，我認為這樣很好。我百分之百支持完整公開的資料共享。

p值操作的另一個解決方法是設定「標準曲線」（specification curve）。想知道怎麼使用這種曲線，先假設有個巧克力餅乾食

譜。即使材料固定不變,把這些材料混合做成餅乾時還是有很多彈性。你可以完全依照食譜操作,也可以調整很多東西,例如把烤箱調高十五度,等奶油到達室溫再打發或是不打發,麵團進烤箱前冷凍二十分鐘,或是不把鹽放進麵糊裡,改成灑在每片餅乾上……,有無限多種可能。研究也是如此,即使用相同的資料(材料),分析資料的方法也有很多種,這些差別可能產生非常不同的結果(餅乾)。p值操作有一部分也是藉助這點。

大多數狀況下,研究人員就只是選擇當時覺得最適合的資料分析方法。問題是每個人對「最適合」的定義都不同。「標準曲線」就在這時候發揮作用。它的方法是**每個食譜都做一次**!所以我們不是做一批相同的餅乾,而是有系統地調整每個可能變項,做好幾百片餅乾,看看對口味有什麼影響。在科學上也是一樣。我們讓電腦用所有可能方法分析資料,看看對結果有什麼影響。如果不論怎麼分析資料,結果都大致相同,就能確定結果沒問題。但如果調整資料分析方式會使結果差別很大,表示結果可能沒有原先想的那麼確定。

有些解決方法幾乎完全不需要科學,只需要……常識。

對於威列特和奧尼迪斯的爭論,如果你的反應是「這兩個人絕頂聰明,怎麼會對看來這麼……數學的東西爭論得面紅耳赤?」那你有伴了,我原本也這麼想,現在**還是**這麼想。畢竟他們爭論的不是道德、情感或政治,而是數字和理性,是**真理的本質**。所以我原以為,最終會有一方放下手中的武器,以資

料為本，接受對方的說法。

　　顯然我太天真了。

　　訪問過多位流行病學家後，我的看法完全改變了。這叫做「對抗式協作」，意思是「想法完全不同的人一起工作」。這跟民主黨和共和黨攜手合作不一樣，因為那種合作通常代表放下對特定議題（例如課稅）的意見差異，合作處理歧見較小的議題（例如建造公路）。科學上的對抗式協作則是科學家一起研究看法差別極大的主題。換句話說，威列特和奧尼迪斯可能可以一起研究營養和健康。你或許會問：**這樣不就像天主教會跟無神論者合作嗎？**

　　不是的，理由如下。

　　奧尼迪斯和威列特在許多方面意見不同，但都同意營養（更廣泛地說是生活方式）很重要，值得研究，而且對健康有影響。這可以成為對抗式協作的基礎。

　　現在我想講句廢話：這很不容易。科學爭端往往很快就變得十分惡劣，雙方都必須放棄自尊，才能誠心合作。但這是可能的，在我看來，它有幾個重要效益。第一，我們可以學到一些東西。第二，我們或許能教對手一些東西。第三，如果我們跟對手是同一篇論文的共同作者，論文發表時他們一定不會批評。

　　協作很有可能只會產出說明爭論點、雙方立場，以及哪些實驗能解決問題的論文。即使這樣還是很有價值。為什麼呢？因為許多科學爭論可以簡化成這樣：

「你說了 X。」

「不對，我說的是 Y。」

「我明明記得在你的論文上看到是 X。」

「你真的看過那篇論文嗎？我明明說的是 Y。」

「如果你少花點時間表達意見，多花點時間注意文法，或許我不需要解碼機就能看懂你的文章了……」

當然，多年來這類狀況經常出現在寄給編輯的爭議信中。我撰寫這本書時，威列特、奧尼迪斯和另外幾名科學家，就正在爭論一個關於十二顆榛果的句子是什麼意義。因此即使是讓各方對爭論點達成共識這麼簡單的事，就已是不小的進展。

我打電話訪問奧尼迪斯和威列特時，問他們是否願意和對方一起工作。結果……雙方都願意！應該算吧。我還沒問，其中一位就自己提出來了。另一位則回答「有這個可能」。相較於政治人物，他們簡直太和平了。我希望他們真的找到機會合作，這樣對全人類都會比較好。

• • •

如果這本書作者是麥爾坎‧葛拉威爾（Malcolm Gladwell），你現在應該會看到對整個科學界的激烈指責。他會用義大利麵醬科學家的故事，主張科學家講什麼都不能相信。而且你還可能認為他講的有道理：畢竟我也提出許多無心之錯、統計手法，以及隱藏在神聖科學期刊中的問題。沒錯，這些無疑都是缺陷，是科學界的禍害。但有句俗話說：看得見的問題比看不

見的好得多。有哪個領域的從事者會坦白公開爭論它的缺陷，無論這些缺陷有多基本？換句話說，營養流行病學正在大力整頓，唯一的理由是科學家自己決定這麼做。

不是每個人都同意營養流行病學已經陷入危機。它的支持者正努力抵擋奧尼迪斯的攻擊。其他科學家將會評判雙方，選擇其中之一。這場爭論一旦塵埃落定，就會有贏家和輸家。一方將繼續在《科學》和《自然》上發表論文，取得「已驗證科學結論」的頭銜，就像指出吸菸導致肺癌的流行病學家一樣。另一方則將逐漸淡出，但還是有些人不會改變想法或消失。最後，連贏家也會被下一次看法改變或被新一波資料擊敗，他們也會逐漸淡出。感覺很耳熟嗎？爭論和其他戰爭一樣，只不過發生在公開場合、就是現在，而且就在周圍，我們看得到混亂的戰場。所以我對科學有信心──不是因為科學完美無瑕，而是因為我們能發現瑕疵，自己判斷。

談到這點，我們來談談如何自己得出科學結論……從新聞著手。

• • •

網路新聞標題作者似乎分成兩類：（A）百分之百認定我們可以盡量增進各方面的健康。（B）想賺A類人的錢。

所以現在我每次看到這樣的新聞標題：

蛋與心臟病風險提高27%有關

腦子裡想到的是：

請按此處了解避免死亡的簡單方法，
此外這裡有一批廚房小家電好便宜。

閱聽關於食物和健康的新聞，就好像站在鐵達尼號的船頭，只不過前面沒有凱特・溫斯蕾。向下一看，你會突然發現水面上漂著一大塊冰。這塊冰是不是深入水面幾百公尺，警告我們前面有可能致命的冰山？或者只是一塊想推銷烤麵包機的冰塊？現在想像船隻前面有好幾百個、甚至幾千個冰塊，周圍有二十六個人，每個人都大喊要船轉向，避開他們自己的冰塊，因為那一塊真的是冰山！有時這二十六個大喊的人是賣營養食品的部落客，有時是誇大發現以便吸引珍貴點擊率的記者。有時候誇大的是科學機構，膨風新聞，好吸引主要媒體來源報導。科學家這麼做有時是為了取得終身職或出名，或者只是因為他們毫不懷疑自己的研究結果。當然，有時候他們眼前的真的是冰山。吸菸就是巨大無比的致命冰山。

醫師和科學家也逃不過攻擊。早在2001年，曾經主持美國國家癌症研究所的理查・克勞斯納（Richard Klausner）就發現自己站在船頭。他對《紐約客》雜誌的傑若米・葛魯普曼（Jerome Groopman）表示：「我很清楚研究的最新狀況。我聽到新聞講：『癌症研究有重大突破！』時會想，老天，我最近根本沒聽過什麼重要發展。接著我仔細聽新聞內容，發現我從來

沒聽過這個突破。後來就再也沒聽說了。」

關於食物和健康的新聞大多就這樣消失在黑夜中，碰到船身之後彈開，沒有任何危害。現在我要提出整本書中第一個關於食物的建議了：留意CDC和FDA公布的安全警示。除此之外，在網路上看到關於食物和健康的消息，尤其是針對羽衣甘藍或蛋這類單一食物時，請把它們當成小貓：可以增添生活樂趣，但別讓它改變生活。繼續扮演挑剔鬼，試著找出幾個破綻，然後繼續生活。

為什麼呢？即使我們盡量往好處想，假設新聞報導每篇科學論文時都會完整忠實，期刊文章也不一定保證是基本事實。累積證據需要許多年，達成共識需要更長的時間。簡單一句話：一塊磚頭不等於一座橋。

不過你或許會說，那麼我們不是更應該留意新聞標題，才知道真理之橋已經蓋好了嗎？我的回答是：不對，因為我們看新聞和科學家看科學文獻不一樣。科學家非常熟悉自己領域的文獻，他們從念研究所就經常看文獻，清楚所有重要角色。他們（大多）了解方法的坑洞。換句話說，他們擁有適當的專業訓練。

但我們這些一般大眾則沒有。

首先，我們沒有讀過原始期刊論文。我們看到的內容通常至少經過記者和編輯兩手。但更重要的是，我們不會單單注意一個主題。我們沒有看過營養流行病學提過的所有關聯。我們只有看到推特有引人注目的消息，或是爸媽轉給我們文章時，

才會稍微看一下新聞。還記得2000年之前那些關於咖啡的新聞標題嗎？想像一下，假如我們只讀過其中三篇報導，有可能會認為咖啡能降低髖部骨折風險、提高肺癌風險，以及提高心臟病發風險。然而，如果曾經深入研究近二十五年來的咖啡文獻，就會知道結果相當分歧，也就不會那麼相信單一結果。你或許看過2017年發表的一份研究評論，它蒐羅了多年來數百項研究結果，發現這些恐怖新聞標題提到的關聯有許多都……消失了。

所以我提出了以下的關係：

營養流行病學是　　　←→　　營養流行病學還不錯，
沒用又貧瘠的荒地　　　　　　為什麼要大驚小怪？

各位落在哪一點？可能中間偏左一點？可能在很右邊。如果你認為營養流行病學是當紅領域，一點問題都沒有，這樣很好，我尊重大家的想法。不過請再看一章，因為有件重要的事我們還沒談到：

終有一天，我們會死。

....

1　2010年，哈佛大學聘請奧尼迪斯擔任流行病學兼任教授，顯然是想在這場戰爭中兩邊押寶。這是哈佛大學的典型手法。

2　實際上沒那麼單純。其中有些變項不是獨立變項，所以實際數字比較低，但基本概念是一樣的。

3　說明一下，這兩個標題都是我捏造的。

4　我是開玩笑的。我知道這個問題在問什麼，不過還是有點奇怪。

5　這裡我省略了反駁2(b)，內容是「我們已經驗證過記憶法」。食物頻率問卷和其他記憶法實際上是否已經通過驗證的爭議相當棘手，我不打算在這裡討論。就我所知，爭議的重點在於怎樣算是「夠好」。

6　下載網址是 https://osf.io/rx6vm/

10 那我該怎麼做才好？

So What Do I Do?

本章主題：我們該怎麼生活⋯⋯放輕鬆。

　　如果你是住在美國的女性，而且今天正好是三十三歲生日，恭喜！生日快樂！你下次生日前死掉的機率大約是0.0884％，或說大約1/1131。如果是男性，相同條件的機率則是0.175％，或說1/571。

　　我怎麼會知道這個？

　　其實只要有正確的資料，就很容易算出來。

　　2017年，美國有281萬3503人死亡，2016年是274萬4248人，2015年則是271萬2630人。美國疾病管制及預防中心（CDC）分類並記錄幾乎每宗死亡案例，累積下數量驚人的資料，政府科學家花費許多年來分析。運用少許統計學和一點點微積分，就能大致估算出一般美國男女的死亡風險。CDC每年以生命表（life table）公布預估風險。生命表主要是兩欄數字，看起來像這樣[1]：

年齡 ↓   在這個年齡死亡的機率

年齡	機率	年齡	機率	年齡	機率	年齡	機率
0-1	0.5894 %	25-26	0.1004 %	50-51	0.4098 %	75-76	2.9614 %
1-2	0.0403 %	26-27	0.1028 %	51-52	0.4481 %	76-77	3.2507 %
2-3	0.0252 %	27-28	0.1056 %	52-53	0.4885 %	77-78	3.5786 %
3-4	0.0193 %	28-29	0.1094 %	53-54	0.5319 %	78-79	3.9616 %
4-5	0.0145 %	29-30	0.1138 %	54-55	0.5781 %	79-80	4.4017 %
5-6	0.0143 %	30-31	0.1185 %	55-56	0.6271 %	80-81	4.8899 %
6-7	0.0128 %	31-32	0.1232 %	56-57	0.6775 %	81-82	5.4283 %
7-8	0.0116 %	32-33	0.1277 %	57-58	0.7291 %	82-83	6.0367 %
8-9	0.0104 %	33-34	0.1318 %	58-59	0.7824 %	83-84	6.6954 %
9-10	0.0095 %	34-35	0.1359 %	59-60	0.8383 %	84-85	7.4533 %
10-11	0.0091 %	35-36	0.1408 %	60-61	0.8991 %	85-86	8.2695 %
11-12	0.0098 %	36-37	0.1468 %	61-62	0.9652 %	86-87	9.2575 %
12-13	0.0125 %	37-38	0.1535 %	62-63	1.0353 %	87-88	10.3427 %
13-14	0.0174 %	38-39	0.1608 %	63-64	1.1081 %	88-89	11.5296 %
14-15	0.0241 %	39-40	0.1690 %	64-65	1.1838 %	89-90	12.8216 %
15-16	0.0314 %	40-41	0.1790 %	65-66	1.2634 %	90-91	14.2211 %
16-17	0.0388 %	41-42	0.1909 %	66-67	1.3510 %	91-92	15.7287 %
17-18	0.0473 %	42-43	0.2043 %	67-68	1.4504 %	92-93	17.3433 %
18-19	0.0566 %	43-44	0.2191 %	68-69	1.5664 %	93-94	19.0616 %
19-20	0.0660 %	44-45	0.2360 %	69-70	1.7059 %	94-95	20.8781 %
20-21	0.0757 %	45-46	0.2541 %	70-71	1.8766 %	95-96	22.7849 %
21-22	0.0846 %	46-47	0.2752 %	71-72	2.0689 %	96-97	24.7715 %
22-23	0.0914 %	47-48	0.3018 %	72-73	2.2709 %	97-98	26.8255 %
23-24	0.0958 %	48-49	0.3346 %	73-74	2.4795 %	98-99	28.9322 %
24-25	0.0984 %	49-50	0.3717 %	74-75	2.7078 %	99-100	31.0753 %
						100歲以上	100.0000 %

　　生命表的核心是死亡風險。先不管反諷，我們可以從這一排排平凡無奇的數字得知不少東西。首先，看表上頂端的數字，應該馬上就能確定是樂觀派還是悲觀派：你看到的是30歲的死亡風險是0.1185％，覺得這個機率雖然很小但還是有可能？還是看到活到31歲的機率是99.8815％，覺得這個機率讓人安心不少？

　　我想指出另一個有趣之處：大概從20多歲或30多歲開始，死亡風險每年提高8％左右，這代表我們把去年的風險乘以1.08就是今年的風險。這似乎沒什麼了不起，但我們倒帶回

278

1986年，當時的定存利率也是8%左右（我知道這有點奇怪，但請先聽我講）。如果1986年時有一家銀行提供利率8%的50年定期存款，我們存了一萬美元，期滿之後會有多少錢？有些讀者可能會想，一萬美元存50年，每年8%，所以是四萬美元左右。不對，50年期滿時應該會有50多萬美元。這就是為什麼長輩（還有媒體上那些理財專家）經常提醒我們存錢，原因就是複利（或時間）的力量非常強大。除了50年可以賺到的**金額**，更驚人的是賺到這些錢的**時間**。存入後第1年大約賺到800美元，但第50年時可以賺到41000美元。換句話說，時間越長，越可能賺到。

如果把「賺」換成「死」，這句話同樣成立：時間越長，越可能死掉。時間會幫我們賺錢，也會害我們死掉。事實上，這兩件事的數學原理是一樣的，稱為「指數式」增加，這代表我們年紀越大，死亡風險越高[2]。協助我解讀生命表的人口統計學家艾莉森・范拉特（Alyson van Raalte）用開朗的聲音講了這件陰鬱的事：「一般人多半不知道死亡率隨年齡提高得多快。」

我一定也不知道。我剛開始探討CDC生命表的數字時，差點嚇死。舉例來說，85歲的死亡風險是10歲的912倍，也就是91200%！即使拿85歲跟50歲比較，數字也相當驚人：85歲的死亡風險是50歲的20200%！

到目前為止，悲觀派會說：「對，看吧，一切都是狗屎！」但是等一下，我還沒講完。生命表最令人驚奇的地方，是在任

何年齡死亡的風險都很低，也比我們想的還低。舉例來說，40歲美國男性在他生命中第40年死亡的風險只有0.224％，50歲女性在50歲時死亡的風險也只有0.32％。想想世界上有那麼多事物可能危害生命，這些風險似乎更低了（順便一提，儘管澳洲一向以「無論有生命還是無生命，各種東西都隨時準備害死你」聞名，但40歲澳洲人的死亡風險也只有0.142％，比40歲的美國人還低）。

問題來了：你認為美國人的死亡風險從幾歲開始高於10％？換句話說，你認為我們活到幾歲時，在一年內死亡的風險高於1/10？

60歲？

70歲？

80歲？

都不是，是87歲。

還記得85歲的死亡風險是10歲的91200％嗎？嗯，資深美國公民活到86歲生日的機率是1/11，而死亡風險「只有」8.27％。CDC的表最多只列到100歲的數字，這一年死亡的機率只有34.5％。換句話說，如果已經活到100歲，繼續活到101歲的機率大概是2/3。即使對我這個道地的悲觀派而言，這個數字也超級樂觀！

但是等一下，樂觀派還沒有贏。如果不以一年為單位，而是以十年來看，狀況就沒那麼好了。舉例來說，我們回頭看那位40歲的美國男性。他在40歲時死亡的機率只有0.224％，

但在其後十年內死亡的機率則是 3.2％。到了 50 歲，這個數字是 7.4％，60 歲時是 15％，70 歲時是 31％，到 75 歲時則是 45％。所以到了 75 歲時，就可以拋硬幣來看看是不是能活到 85 歲了。

有些人會覺得這樣令人沮喪，有些人則覺得很驚訝。但我要談的不是沮喪或驚訝，而是把數字分開。

我們觀察近年的美國生命表時，有個特別之處是：男性和女性死亡機率最低的年齡相同，都是 10 歲。10 歲時死亡的風險是 0.0091％，活著看到卡戴珊家族接下來變什麼花樣的風險是 99.9909％。由於 10 歲的死亡風險低得出奇，任何數除以它之後，結果幾乎都非常大。舉例來說，如果把 20 歲時死亡的風險除以 10 歲的死亡風險，結果會是 8，代表 20 歲的人死亡的機率是 10 歲的 8 倍，也就是 800％。樂觀派和悲觀派的界線在這裡開始變得模糊，20 歲的死亡風險確實非常低，但也真的比 10 歲的死亡風險高出許多。

指數函數和複利或死亡風險一樣，都以很難掌握著稱。我們很難在腦中建立整個函數的規模感。如果了解這個函數的一面（30 多歲的死亡風險，或是最初幾年的存款成長），也很難理解這個函數的另一面高出多少（超多的錢……或是超高的死亡風險）。我們確實有個還不錯的直覺理解：一個 10 歲的人死亡時令人驚訝，因為（在數學上和感情上）這樣都很自然。一個 99 歲的人死亡時令人傷心，但不讓人意外。不過這樣的直覺理解並不是數學理解。就百分比而言，最低死亡風險（10 歲

281

時）和最高死亡風險（99歲時）兩者間的差距，遠大於我們所料，超過340000％[3]！

這樣又帶出一個問題：我們攝取超高度加工食物對生命的危害程度是多少？

要解答這個問題，我們先回頭看看指出超高度加工食物和死亡風險提高有關的研究。這項研究的作者發現，超高度加工食物在參與者飲食中的重量百分比每增加10％，參與者的死亡風險就提高14％。這個結果的發表者，和依據法國營養網路健康研究參與者指出超高度加工食物和癌症有關的，是同一群人。我們可以（而且在第七章和第八章中已經）提出幾個理由質疑這個數字，但是暫時不講「呃，其實……」，先假裝攝取超高度加工食物確實會使參與者的死亡風險提高14％。換句話說，我們先假裝自己認為兩者確有關聯而且是因果關係。

聽起來很可怕，對吧？

如果我要為此下新聞標題，我可能會加油添醋，寫成這個樣子：

上帝憎恨吃芝多司的人，
研究發現那會導致壽命減少14％。

如果死亡風險提高14％等於壽命減少14％，那樣就……太恐怖了[4]！美國人平均壽命的14％是十一年左右，損失相

當大。但其實「死亡風險提高」和「壽命減短」在數學上是不一樣的。為了說明理由，我們來做個簡單計算。我明年的死亡風險大約是0.18％，我們把這個數字提高14％，如此一來我的死亡風險大約是0.18×1.14 = 0.21％。如果我們反過來看活下去的風險，把數字畫成圖形，結果是：

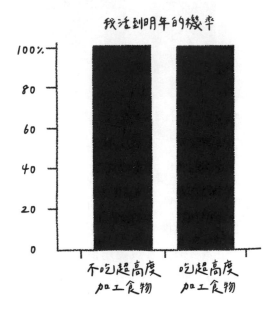

各位應該看不出有什麼差別（我自己必須在Excel裡面放大很多倍，才確定真的有差別）。即使我十分悲觀地假設未來十年內，超高度加工食物在我的飲食中所佔的比例會增加10％，並且比較我50歲到60歲這十年間的生存風險，結果依然大致相同：

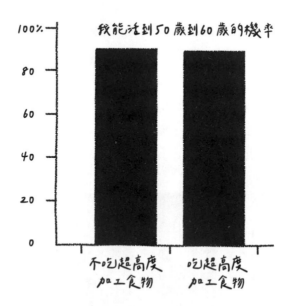

如果這項研究的作者想過把風險提高14％轉換成壽命變化，他們也會使用「迴歸」或「加速生命時間模型」這類很炫的數學技巧。但他們沒有這麼做。由於原始資料沒有公開，所以你我也沒辦法這麼做。但其實只要用很簡單的數學方程式，就能大致算出壽命變化[5]：

壽命變化 ≒ −10×ln（相對風險）

這裡的ln是自然對數，大多數科學計算機都有這個功能。所以在這個例子中，如果我們確信攝取超高度加工食物會使死亡風險提高14％，則預期壽命的大致變化應該是：

$$-10 \times \ln(100\%+14\%) = -10 \times \ln(114\%) =$$
$$-10 \times \ln(1.14) = 大約減少 1.3 年$$

什麼？死亡風險聽起來變化這麼嚴重（少了14％耶！），造成的影響怎麼會這麼小（美國人平均壽命的2％左右）？主要原因是我們的老朋友「指數死亡函數」：具體說來是10到70歲之間，任何年齡的死亡風險都相當低。

所以就我看來，以死亡風險而言，與超高度加工食物有關的提高14％（假設是真的）沒什麼了不起。這個數字好像很大，是因為我們已經非常習慣地認為百分比最大可能達到100％，但以我們經常看到的相對死亡風險而言，14％相當低。事實上，這個風險和隨便一個簡單動作幾乎相同，例如……活到20歲。還記得吸菸嗎？一項針對35000名英國醫師進行的研究發現，重度吸菸者（因為任何原因）死亡的風險是不吸菸者的234％。這個數字聽起來更大，代表的壽命變化更嚴重：平均減短十年左右。

但是除了吸菸，還有更大的風險。

身為男性就是其中之一。其實在開發中國家，任何年齡男性的死亡風險都不低於女性。在風險最高的年齡，男性的死亡風險比是2.85，也就是男性死亡的機率是女性的285％（可以想見，這個年齡是22歲，人口統計學家稱之為「意外高峰」，我則認為是「年輕男性容易做傻事，但不是他們的錯，而是睪固酮作祟或社會環境鼓勵匹夫之勇」高峰）。收入也是風險因子。

在美國，40歲到70歲之間（依據美國社會安全局統計）收入最高的1%的人，壽命比收入最低的1%的人長10到15年。居住地點也是因素之一，比如紐約市最窮的人，平均壽命就比印第安納州最窮的人長4年。或許你會想到，種族也有關係。舉例來說，1歲以下的黑人嬰兒死亡機率是白人嬰兒的2倍以上，更精確的數字是231%。

我們無法改變自己的年齡與種族，要改變收入或居住地點也不容易，但要少吃點超高度加工食物就容易得多，也可以多吃點「超級食物」，或是改採地中海式飲食。改變飲食比改變收入容易得多，我猜這就是改變飲食特別有吸引力的原因。改變飲食感覺很容易，而且14%這個數字讓我們覺得自己能掌握死亡風險，儘管效果實際上微乎其微。

我覺得我是以數學和冷酷的方式，傳達街頭老兄經常說的一句話：放輕鬆，老兄。或者就如現代推特使用者說的：哈哈，神馬都不重要。

• • •

我撰寫最後這幾章時，看到威列特研究團隊最新的論文研究五種健康行為（又稱為「生活方式選擇」〔lifestyle choices〕）和死亡間的關聯，有點像把五項常見的營養流行病學研究合而為一。這篇論文最棒的是，它不只有「死亡風險提高27%」這類聽來很可怕的句子，研究團隊還把這些風險化成大家都能輕易了解的形式：壽命增加或減少多少年。此外它也是少數以相同

數學方法，分析五種不同健康行為的論文之一。

所以我十分好奇營養流行病學會說我們應該怎麼做，前提是我們完全相信它的結果。

威列特的研究團隊究竟怎麼做？其實他們是以傳統方式計算許多項死亡風險（相對風險），再計算這些風險對50歲民眾的剩餘壽命的影響。舉例來說，他們先算出重度吸菸者（每天吸25支以上）的死亡風險大約是不吸菸者的287％。接著就像在生菜上灑鹽一樣，把這個數字放到50歲以上美國民眾的生命表上，觀察它如何使生命減少。基本上，他們計算的是目前50歲、每天抽2.5包香菸的人，會比50歲以上不吸菸者早死多久。答案是：男性大約是12年，女性則是9年。

他們再針對每種生活方式選擇，以數學方式將參與者分組，依據干擾變項修正，同時互相比較每一組的壽命。

他們發現身體活動有什麼影響？

每星期「中度或強度身體活動」3.5小時或以上的人，比完全不運動的人多活大約8年，但即使每星期只運動0.1到0.9小時，也能多活5年之久。

肥胖呢？

第二級或第三級肥胖（BMI為35以上）的人壽命比BMI為23到25的人短4到6年。BMI為25到30的人壽命只比BMI為23到25的人短1年。

酒精呢？

完全不喝酒的人和每天喝30公克酒精的人壽命大致相同，

但都比每天喝5到15公克酒精的人短2年左右。

最後是飲食。

飲食「最健康」的人壽命比飲食最不健康的人長4到6年。這點應該會帶來許多問題，不過別擔心，我們會一一探討，但我想先指出幾個關鍵。

首先，請記住這些數字的依據都是觀察資料（這項研究沒有進行隨機對照試驗），壽命計算也都假設壽命改變是生活方式選擇所造成的，而不只是有關聯。換句話說，我們假設兩者確有關聯而且是因果關係。

第二，依據這項分析，壽命增加相當……多！如果比較每種生活方式選擇中最糟和最好的兩組，壽命差距多達二十年！別忘了研究目標是50歲，這樣的差距等於活到94歲或74歲。

我剛看到這個結果時，內心百感交集。我第一個反應是：**欸，這感覺比醃菜出現在玩偶裡還糟！**

但後來我開始想……

壽命相差二十年，是比較所有健康特徵都做到最好和所有健康特徵都做得最差的人所得出來的。換句話說，我們比較的是體重標準、從不吸菸、適度喝酒、努力運動、而且飲食最健康的人，以及病態肥胖、菸抽個不停、手不離杯、飲食糟糕透頂、每星期身體活動不到六分鐘的人。

我的第二個反應是：呃，如果是這樣，壽命相差二十年……其實……好像……沒那麼……驚人。

詳細說明實際比較對象又帶出另一個關鍵：健康特徵最糟

和最好的兩組人都很少見。威列特的研究團隊依據CDC的資料，估計只有0.14％的美國人屬於最糟的一組，0.29％屬於最好的一組。大多數人介於兩者之間。我們對這個重要事實可能會有兩種看法。樂觀者會說，哇，有99.86％的美國人還可以改善生活方式！機會真多！真是混亂！悲觀者看到相同的數字會說，哦，只有0.29％的美國人，生活方式已經在五個方面達到最佳狀態？恭喜贏得今年的沒什麼了不起獎！

開始研究該怎麼讓壽命大幅增加時，感覺似乎……還是不樂觀。舉例來說，如果想在50歲時讓壽命增加三年，必須：

- 讓BMI減少5（這樣很多）。
- 從每天抽20支香菸減少為10支。
- 每星期身體活動從2小時增加到4小時。

說得更清楚一點，這三點必須全部做到，而不只做到其中一點。

這樣……很難！

如果改變觀點，不看一個美國人，而是看全美國，狀況會稍微樂觀一點。舉例來說，如果把身體活動從每星期2小時加倍到4小時，某個人的壽命能增加一年，誰會在乎？但如果全美國有10％人口的身體活動加倍，就有很多人能看到孩子的下一次生日。此外，壓力已經夠大的醫療系統也可以稍稍喘口氣。當然，前提都是這個關聯確實存在而且是因果關係。

依據這些結果，我會建議各位怎麼做？

. . .

我想提出以下幾點：

如果你的健康狀況大致不錯，我有五點建議。

不過請注意：我不是醫師。如果你的醫師的要求與本書內容有任何抵觸，請遵照醫師建議，別理會我。醫師比我清楚你的狀況。

好，以下是我的建議：

建議1：

別太擔心。不用關注食物和健康的相關新聞，除非是產品安全回收、汙染警告或類似消息。健康新聞的用意，不是提供關於健康的完整資訊，而是賣廣告和食譜。是**最新**訊息、但不是**最正確**的訊息。

如果想得到關於特定食物、飲食或藥物的確實資訊，最好最容易的來源是「考科藍實證醫學資料庫」（Cochrane Database of Systematic Reviews）。這個出版機構評論許多（但不是全部）食物、介入和健康成效研究，試圖發掘和公開讓這些研究成為科學文獻的欺騙手段。考科藍當然不是十全十美，但它把大部分資訊、最嚴格的證據力評論納入篇幅極短又好讀的摘要中，此外也會隨著新的科學發現發表而持續更新評論。

290

建議 2：

別吸菸。如果已經吸了，趕快戒掉。對吸菸者而言，戒菸
是延長壽命最重要的方法；對不吸菸的人而言，不要吸菸是延
長壽命最重要的方法。

那麼吸電子菸呢？對吸菸者而言，有證據指出吸電子菸
有助於戒菸，而且效果可能和尼古丁替代療法差不多（甚至更
好）。儘管如此，如果本來就不吸菸，基本上就沒有理由吸電
子菸，部分原因是我們已經知道電子菸含有和香菸煙相同的致
癌物，另一部分原因是它可能引誘我們吸菸。

建議 3：

多活動。目前還不清楚身體活動是否能**使**我們活得更久，
或者只是與延年益壽**有關**，但這兩者的區別不重要。身體活動
讓人舒暢，基本上又沒有風險[6]，所以應該多活動。

建議 4：

這個建議和食物有關。為什麼我把把它放在最後？別忘了
在威列特的分析中，（50 歲）飲食最健康的人壽命比飲食最不
健康的人長四到五年。但最健康的飲食究竟是怎麼樣？這種飲
食包含許多水果、蔬菜、堅果、全穀類、多元不飽和脂肪酸、
長鏈 omega-3 脂肪酸，加工肉類、紅肉、含糖飲料、反式脂肪
和鹽非常少或完全沒有。

我們把這十一樣事物放進待辦事項。發現這個清單有什麼

特別嗎？我發現兩件事。

第一，這個清單很長（相比之下，「不要吸菸」和「多活動」都只有一樣）。這為什麼重要？因為如果這十一樣事物合起來讓壽命增加4.5年，那麼（假設貢獻都相同的話）每樣事物的貢獻只有五個月左右。

第二，這個清單其實不只十一樣。它其實是四樣（鹽、反式脂肪、多元不飽和脂肪酸和omega-3脂肪酸）和七大類食物（水果、蔬菜、堅果、全穀類、加工肉類、紅肉和含糖飲料）。即使仁慈地把含糖飲料算成一樣，也有五樣和六大類食物，每大類都包含幾十種、甚至幾百種食物。此外，這五樣食物其實是許多種食物含有的特定分子（鹽、糖、脂肪酸和反式脂肪）。我是這麼看的：儘管「健康飲食」聽起來很了不起，但它其實是好幾百樣小東西構成的複雜集合，這表示每樣食物（例如藍莓或深焙咖啡豆）對壽命的影響應該非常非常小。

但這不表示我們不需要健康飲食。我的看法是我們不應該傷腦筋考慮哪種魚的多元不飽和脂肪酸最多，或是全熟酪梨的omega-3是否比沒全熟的酪梨少，或是淺焙或深焙咖啡的抗氧化物比較豐富，或是我在健康雜誌上看過的各種說法。基於相同的理由，我們吃哪種飲食應該沒有太大的影響。只要不是出自蛇油推銷員，而是真實醫師建議的飲食，幾乎都稱得上正確。即使有幾個條件不符合，也不大會影響我們的壽命。

當然，注意飲食不只是為了活久一點。有時候（應該說大多數時候）是為了「活得更好」，按照非千禧世代的說法是「感

覺比較好」。各位應該有採取某種飲食之後感覺更健康或更舒
服的經驗。問題是：我們沒辦法分辨感覺比較好是因為採取這
種飲食，還是因為採取任何一種飲食。採取某種飲食（任何飲
食！）本身都可能讓我們感覺更好。此外，我們採取某種飲食
時，可能還會運動更多、宿醉更少、睡得更多等等。這些都會
讓我們感覺更好，但跟飲食無關。

那麼完全不吃超高度加工食物呢？有人或許會問，有沒有
明確又足夠的證據支持我們這麼做？超高度加工食物和死亡之
間，是否真的有事實之橋，如同吸菸一樣？完全沒有。不過同
樣的，美國衛生部長也沒有等到橋真正建好，就呼籲大眾戒菸
了。如果你看過這本書列出的證據後，反應是小心駛得萬年
船，那麼有很多人跟你一樣。畢竟沒有已知的風險和不吃芝多
司（或任何超高度加工食物）有關，那何不就完全不吃呢？

飲食建議大多說要避免吃加工食物。我得說我不同意這個
基本論點，但是……可不可以拜託不要說加工食物是毒素？這
樣對努力讓我們拉肚子或心跳停止的道地毒素實在太不敬了。
我們說糖（甚至超高度加工食物）是毒素時，其實是在貶低毒
素這個詞。沒有人會說糖果對人很好，但它絕對不是氰化物。

各位或許覺得我迂腐，這麼說也沒錯。但是想想看：如果
相信超高度加工食物是可怕的毒素，我們可能會認定要是不吃
超高度加工食物，就可以繼續不斷吸菸，兩者的風險會互相抵
消。這完全是空想。此外，如果大家一直說某些東西是毒素，
就會像放羊的孩子一樣，當真正的毒素出現，我們將因為疲乏

而忽視。所以如果你決定完全不吃加工食物，沒問題，這樣做可能會因為安慰劑效應，也可能因為你改吃水果、蔬菜，以及大多數飲食建議的食物，而讓你感覺更好。

但有一件事是不吃超高度加工食物絕對做不到的，就是長生不老。

1 如果你想自己查閱生命表，請記住死亡風險通常以0到1的機率表示，要換算成百分比，只要把機率數字乘以100。舉例來說，三十歲時死亡的機率是0.001185，就等於0.1185％。內文附表中的數字已經先換算成百分比了。

2 這個指數函數到105歲依然有效，105歲之後就不知道會怎樣了。

3 結論：請多花點時間跟年長的人相處。年長者的死亡風險比我們大得多，風險提高速度也快得多。

4 由於複雜的數學理由，死亡風險提高14％相當於壽命減少 $1-1/1.14＝12％$，但我們不需要吹毛求疵。

5 這裡有個重要假設是：我們一輩子的風險恆定不變。這點不一定成立，但我們暫且假設如此。

6 你選擇的身體活動如果是跟鱷魚摔角，死亡風險應該會比快走高一點。在科學研究中，快走也被視為身體活動。此外如果真的相當肥胖，身體活動的風險也可能會高一點。

後記

Epilogue

本章主題：Velveeta乳酪、個人責任，以及波蘭臘腸。

　　我們希望食物像《哈利波特》一樣。我們知道鄧不利多是如假包換的正派、佛地魔是道道地地的反派，但食物其實比較像法國藝術電影《窮途末路》(*La fin des haricots*，暫譯)：每個人都有弱點，我們連發生了什麼事都不確定。

　　不過整體而言，我自己贊同奧尼迪斯的程度高於威列特。沒錯，前瞻性世代研究有幾項優點，這類研究提供一般人保持日常生活、不要求吃特定食物的長期資料，可以產生可能很有趣的關聯，讓我們以隨機對照試驗測試。在吸菸等某些例子中，我們可以相當確定關聯是因果關係。但依據我做過的研究，我不大相信這類研究的可靠和精確程度足以得出風險改變14％這種結果，此外我也認為，每個人（包括科學家、記者和一般大眾）都很容易看到兩樣事物有關，就認為兩者有因果關係。即使我肯定傳統營養流行病學研究，假設死亡風險提高14％確實是因果關係，這樣的風險也非常低，大約只是少活一年。

　　還記得我在本書一開始就說過，這個過程完全改變了我對食物和各種「消費性產品」的看法嗎？確實是這樣，但還不只

如此。它讓我以全新（而且更清楚）的方式看待科學。我知道這聽起來有點奇怪。畢竟我已經花了一本書的篇幅，告訴你們通往確實且具因果關聯的道路上，各種出乎意料的坑洞。但我最重要的收穫大概也是最顯而易見的：發現我們吃喝、吸入和塗抹的各種東西的真相，遠比表面看來困難得多。世界通常不像初級有機化學那樣，簡單純淨的化學反應產生簡單純淨的物質，反而比較像高等有機化學那樣，一團混亂。即使我們真的發現事實，事實有時也相當複雜。如果超高度加工食物真的使死亡風險提高14％，它帶來的問題應該會跟它解答的問題一樣多。超高度加工食物對身體都一樣不好嗎？它們對身體不好的確實原因是什麼？我們是否能把它們改成沒那麼不好，甚至對身體很好？

科學進展緩慢又難以預測。從科學界以外看來，發掘事實的過程往往十分令人挫折。但超級堅固的事實之橋只要建造完成，就是美麗的建築，如同創造它的科學一樣。

在這本書裡，我一直將科學當作與所有正常人關注的事是分開運作的，就像看待商場金錢和權力的影響那樣。科學當然不是在真空中運作。如果你曾經留意食品產業過去十五年來對許多食品運動的反應，或許會注意到它們的說法和我的想法有許多地方非常相似。

舉例來說，「吃得合理，不要太擔心」其實是在拐個彎說：「我們食品公司銷售的東西不應該受規範。在選擇購買和食用的東西時，規範應該在你自己心裡，每個人都不一樣。」依據

298

類似的脈絡，我們應該把「多運動」解釋成以隱晦的方式說：
「為了彌補吃下這些超高度加工垃圾食物的罪過，應該做很多
的是你們消費者，不是我們。」

美國社會提倡個人責任，所以我們通常可以接受這類說
法，但產業如果生產讓人上癮的產品，又反過來說拒絕上癮
是我們的責任，真的十分虛偽。所以我們的想法或許會簡化成
相不相信超高度加工食物會讓人上癮。我認為答案絕對是肯
定的。大多數人應該都對某種包裝食物情有獨鍾，儘管同時有
罪惡感和快感，但就是忍不住想吃（就我而言是巧克力 Necco
糖，我知道有點奇怪）。

但即使我們證明超高度加工食物令人上癮又對身體不好，
這種食物應該還是會在超市佔有一席之地。說到底，我們知道
香菸令人上癮，又會提高罹患肺癌的風險達十一倍以上，但幾
十年來香菸照賣不誤。即使超高度加工食物確定是肥胖症的唯
一原因，你能想像立法禁止銷售所有超高度加工食物嗎？福斯
新聞台應該會播出《Velveeta 怪客》，這條法律在參議院死亡的
速度應該會比腹毛蟲還快 [1]。

儘管如此，有些人會說，針對汽水等超高度加工食物課
稅，是可行的辦法。我認為對汽水課稅或許可行，因為汽水沒
有營養價值。但對所有超高度加工食物課稅似乎不大可能，尤
其因為這類食物很便宜。經濟能力不佳時，這類食物價格低
廉，至少能讓我們或家人填飽肚子。還記得赫爾的隨機對照試
驗嗎？赫爾依據為研究準備餐點的花費，估算出兩千大卡超高

度加工食物的花費大約是 15 美元，而最低度加工食物則要 22 美元。每人每年的花費差距大約是 2500 美元，四口之家總共是一萬美元。所以對許多美國人而言，不吃超高度加工食物不是選擇，而是奢侈。

我之所以認為這事不會有簡單的解決方案，特別是因為有一天它一定會進入「政治制度」——這是我們生活中少數無法取代的成分之一。

言歸正傳。

如果你還是贊同本書開頭提到的那些憂慮，如果你非常擔憂食物、毒素和化學物質存在，如果你願意為了安全而選擇營養流行病學所說「最健康」的飲食，那麼我應該還沒有改變你對隱含的科學原理的看法。但就算你完全相信通往確實且具因果性關聯的道路上的坑洞不重要，改變飲食對壽命的影響也只有短短幾年。

這樣做值不值得？

看你自己。

對我而言，現在，少吃 10%超高度加工食物好換取多活 1.3 年不划算，但這或許是因為我還年輕。在 33 歲的人看來，77 歲和 78.3 歲似乎沒什麼差別，但如果我已經七老八十了，感覺或許就會不同。我訪問過的一位人口統計學家這麼說過：假設有人告訴你，你明天就會死掉以及你會在十五個月內死掉，兩者相差的 1.3 年感覺上會長得多。

但我連 1.3 年或 14%究竟是不是確有其事而且是因果關

係，都不敢確定。

　　我訪問過許多科學家，關於營養流行病學是否正確，他們的看法相當分歧。我撰寫這篇後記時，剛好有個機會訪問一項長期前瞻性世代研究的某個**參與者**，他多年來定期參與這項相當知名的研究，研究中參與者無私地提供自己的生活資料，希望讓其他人過得更好。我很好奇這些參與者對記憶問題、干擾變項、p值操作或統計欺騙有什麼看法，結果得知，他們連提都沒提到它們。我問這些人是否有因為研究結果而改變飲食。他們回答：

> 我不認為吃什麼食物就會有什麼結果。我的心情和朋友，還有其他許多事物，對我的健康都有很大的影響。所以我沒有戒吃奶油，也沒有戒喝葡萄酒，我每天都會吃到糖。我覺得如果我吃的東西能讓我快樂，那就沒有問題。但我確實有所改變，我確實漸漸受到影響。我吃的波蘭臘腸比以前少很多。

　　我覺得這樣做很正確。

　　我也認為世界上有很多事比食物影響壽命更值得擔憂。我認為，氣候變遷和兒童疫苗接種率突然降低，對人類生活的影響大得多。

　　但這是另外一本書的範圍了。

• •

1 腹毛蟲是體型極小的海洋動物，生命只有短短幾天。

附錄：禱告能降低死亡風險嗎？

Appendix: Does Prayer Reduce the Risk of Death?

　　我們談了很多關於生和死的話題，唯一還沒有談到的是上帝。

　　我們先跳回1988年的舊金山。當時舊金山醫學中心的藍道夫·博德（Randolph Byrd）表示，向猶太－基督教的上帝禱告（他稱之為「歷史最悠久的療法」）「在醫學文獻中鮮少受到注意」。為了扭轉這個狀況，他：

1. 選擇393名心血管病房的患者（心臟出問題的患者會在這種病房接受治療）。
2. 把他們隨機分成兩組。
3. 要醫院之外獲得新生的基督徒只<u>為</u>其中一組禱告。
4. 追蹤兩組患者的狀況。

　　依據博德後來發表在《南方醫學期刊》（*Southern Medical Journal*）上的數字分析，接受禱告的一組，狀況確實比未接受禱告的一組好得多。可以想見，許多科學家和宗教學者從科學、數學和神學等領域激動地質疑這個結果。這場騷動（如

果算是的話）比現在的營養流行病學戰爭還要激烈，從幾封寄給期刊的信可以窺知其一二。北卡羅萊納州一名醫師用了幾個十分煽動性的科學片語：「不適當」、「武斷」、「顯而易見的瑕疵」、「糟糕的理由」、「邪惡的醫師和信心治療者」、「合理的醫學文獻」和「艾茵・蘭德（Ayn Rand）」……，後來他指控這篇論文企圖「把醫學帶回黑暗時代」，為了確保戰果，他甚至說這一期「傷害醫學，進而傷害全人類」。以上詞句全出現在四個段落中，寫好寫滿。另一名讀者指出，科學家通常會在論文的致謝部分感謝同事慷慨出借半杯抗體，博德則是感謝上帝「回應了許多人為患者禱告」，顯然這名實驗者稱不上中立。

批評這項研究的不只無神論的酸民，有信仰的科學家也不支持。一名科學家諷刺道：「有信仰的人通常不會要求上帝治療疾病，也不會給上帝時間表來執行某件事」。另一位更加直接：「我確定這類試驗講好聽是令人反感的傲慢，而且是十足的褻瀆。」還有一位寫得極富詩意：

> 真正的結論應該是上帝的恩典遠遠超越我們的技術，凡人的工具難以度量。如同以往許多人一樣，這些研究者或許沒留意到這項「研究」傳達的真正訊息：儘管人類十分傲慢，上帝的全能依然不受我們影響。

我們先擱下神學上的歧見（真的很多），姑且相信禱告這

種療法能以科學方式研究，再來探討這個研究。我最欣賞科學的部分，是它有架構可以提出不同意見。看看可能出現在部落格留言區的科學爭論（下表左欄），以及實際出現在科學文獻中的科學爭論（下表右欄），兩者之間有什麼不同：

部落格	科學文獻
網路留言者A： 我發現禱告可以治療疾病！	科學家A： 我發現禱告可以治療疾病！
網路留言者B： 顯然你是白吃。	科學家B： 顯然你是白癡。
網路留言者A： 你才白吃，你全家都白吃！	科學家A： 你才白癡，你全家都白癡！
網路留言者B： 你吃屎吧你！	科學家B： 我會做實驗來檢驗你的白癡理論。

1999年，一群來自美國堪薩斯市聖路加醫院（Saint Luke's Hospital）、密蘇里大學堪薩斯市分校和加州大學聖地牙哥分校的醫學博士、科學博士和道學碩士，由威廉‧哈瑞斯（William Harris）率領，著手檢驗博德的發現。他們採用的程序和博德相仿，但患者人數超過兩倍（1013人）。結果同樣相差不多：有人幫忙禱告的患者整體狀況確實優於沒有的患者。結論呢？禱告真的有用！科學有了定論。別忘了，這不只是關聯。有人（比方說）尿尿在（舉個例）杯子裡，所以它具有**因果性**。如果親人進了醫院，我們應該幫忙禱告，因為**可以**治好疾病。

你或許感到很驚奇。我也很驚奇。但在合起雙手，焦急地

思考該怎麼禱告之前，我們再扮演一次挑剔鬼，仔細檢視哈瑞斯的研究。

　　這個研究不尋常的地方，是它幾乎在完全隱匿下進行。患者甚至不知道自己加入臨床試驗，更不知道這個實驗跟宗教有關，當然也不知道有人（或沒有人）幫自己禱告。因此哈瑞斯等人沒有蒐集患者是否有宗教信仰和屬於哪個宗教的資料。這表示他無法驗證患者在宗教方面確屬「適當隨機」。這是什麼意思呢？這麼說吧，假設我們要進行一項隨機對照試驗，研究威而鋼是否確實能協助男性勃起。在大多數隨機對照試驗中，我們會比較兩組的結果：一組吃威而鋼，另一組吃糖衣錠。為患者指定組別時，我們必須確定兩組人盡可能相同，尤其是可能影響結果的幾個方面。舉例來說，如果我們把禁酒主義者全放在對照組，喝酒者放在威而鋼組，（由於酒精可能導致陽痿）研究結果可能指出威而鋼會**妨礙**勃起。這是非**隨機**指定組別可能擾亂結果的例子之一。在典型的隨機對照試驗中，指定組別後，還必須確認可能影響研究的特質在兩組人身上應該大致相當。

　　以哈瑞斯的例子而言，他應該確認禱告組患者的宗教特質和不禱告組大致相同。如果不同，就可能導致各種問題：可能禱告組所有成員都是虔誠教徒，篤信上帝會治好自己的病，但不禱告組都是無神論的酸民，相信自己死定了。可能禱告組成員對治療效果比較有信心，進而影響他們的健康。或者可能禱告組所有成員都虔誠地為自己的健康禱告，不禱告組則都沒有

禱告，也許一個人自己的禱告可能影響治療結果。再看這個：
禱告詞有很多種。全世界大約有十億天主教徒每個星期天禱告
時請求上帝「治癒所有患病與受苦的人」，這樣應該包含研究
中的**所有**患者，包括禱告組和不禱告組。但如果禱告對相信
者比較有用呢？或者對基督徒比較有用？天主教徒？山達基教
徒？素食者？如果不禱告組在隨機性作用下包含較多無神論者
（或肉食主義者），我們會覺得禱告對他們完全沒用，就像不沾
鍋一樣來去不留痕跡。如果你喜歡比較合乎邏輯的解釋，假如
不禱告組在心血管病房住星期一到星期五，禱告組則住星期天
到星期四，禱告組就會接收到星期天禱告的大量轟炸，不禱告
組則落空。我們還沒有考慮到患者家人、朋友和愛人的禱告。
假如禱告組的宗教特質比較高，那麼他們有宗教信仰的朋友可
能比較多、這些朋友禱告他們復原的頻率比較高，或是比較虔
誠。也可能患者的愛人禱告的效果比陌生人來得大。

　　如果哈瑞斯確認了禱告組和不禱告組的宗教特質大致相
同，這些效果會互相抵消，那麼以上提到的這幾點就都不成
立。隨機對照試驗必須隨機就是這個緣故：因為這樣一來，我
們才能檢驗到兩組之間**唯一**的差別。不過我必須說，哈瑞斯
在這方面進退不得。要知道原因，想像一下我們住院時護理師
說：「不好意思，您把生命託付給我們之前，我們想知道您相
信有上帝嗎？」這問題除了明顯歧視，單單詢問患者這個問題
就可能改變結果。舉例來說，這樣可能讓無神論者開始擔憂這
所醫院的醫療品質。所以哈瑞斯選擇不告知患者。我認為這個

決定很正確，但也因此使結果更難解釋。

　　現在我們來看看負責禱告的人（他們代替患者禱告，所以稱為「代禱者」）。這項試驗的主要目的，是檢驗禱告對患者身上併發症數目的影響（併發症的範圍很廣，從無法解尿到死亡都算）。實驗者要代禱者為「迅速復原且沒有併發症」禱告，這個部分符合原始研究意圖，所以沒問題。但他們同時也要為「可能有幫助的其他事物」禱告，這個部分就不行了。要代禱者為特定事物與其他任何事物禱告，就像給患者200毫克藥物，又說也可以同時吃其他藥物一樣。

　　代禱者拿到的資料中最奇怪的，應該是**沒拿到的資料**，包括患者的姓、年齡、罹患的疾病、預後狀況好不好，以及另一些資訊。代禱者不認識也沒機會見到患者，只拿到患者的名，**其他就沒有了**。這樣會造成各種問題。舉例來說，上帝怎麼知道該把禱告轉給哪個「弗瑞德」？

　　你或許已經注意到，對於禱告如何發揮（或不發揮）作用，我們必須做出一大堆假設。這是因為沒有人真正知道禱告如何發揮（或不發揮）作用。禱告跟美國郵政一樣嗎？沒講「阿門」是不是像寄信忘了貼郵票？如果找不到正確收件人會怎麼樣？禱告會退回給寄件人嗎？還是會直接丟進兩個信箱中間的空間？我是開玩笑的，但關於禱告確實有很多更深層的問題。舉例來說，代禱者為某個患者禱告時，禱告是不是先傳給上帝，再由上帝衡量所有禱告和患者的價值，最後決定患者的命運？還是說代禱者的正能量透過目前還不清楚的機制，直接影響患

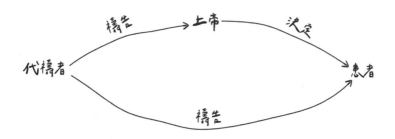

者的健康？換句話說，產生作用的是上層還是下層機制？

關於這兩種可能機制有個重要問題，不過你們應該還能想到不少：哈瑞斯的實驗沒辦法讓我們分辨這兩種機制。換句話說，代禱者受邀為某件事禱告，他們沒有被要求「向上帝」禱告（上層機制），也沒有被要求「集中意識在患者身上」（下層機制）。換句話說，禱告不限於以上某種機制，所以運作的可能是其中一者、兩者，或是兩者皆無。

這又是什麼意思？請記住哈瑞斯等人發現禱告組的狀況比不禱告組的患者好一點點。很好。現在我們來試著解釋這個結果。以下每個解釋都和哈瑞斯等人蒐集的資料完全相符：

- 上帝聽見代禱者的禱告，花在治療禱告組的心力，比花在不禱告組身上多，但上帝不想過度懲罰不禱告組，所以差別不大。
- 上帝聽見代禱者的禱告，但祂其實沒我們想的那麼全能，最多只能讓這兩組人之間出現微小但重要的差別。
- 上帝聽見代禱者的禱告，決定提醒所有人〈申命記〉六章

十六節（「你們不可試探耶和華你們的神」），並且治療禱告組時只比不禱告組多一點。上帝知道這樣造成的學術騷動和不確定的結果相同。

- 上帝聽見代禱者的禱告，但祂正忙著阻止殺人、集體屠殺、露骨的帝國主義、戰爭、飢荒、乾旱、颶風，以及其他天然和人為災難，所以沒有很多時間治療地球上最富庶的國家裡已經快死的人。

- 上帝聽見代禱者的禱告，不過撒旦也聽見了。撒旦和上帝大戰一場，爭奪每個患者的靈魂。上帝就是上帝，贏到的靈魂比撒旦多一些。

你可以想出很多類似的解釋，但我們來看幾個同樣適用於哈瑞斯實驗結果的解釋：

- 上帝聽見所有禱告，決定全部忽略。禱告組和不禱告組患者之間的差別，是隨機性造成的結果。

- 上帝、阿拉和耶和華大笑一陣後，回頭玩撲克牌。禱告組和不禱告組患者之間的差別，是隨機性造成的結果。

- 我們對上帝的認知完全不正確。其實上帝是多度空間生物，不介入人類的事。禱告組和不禱告組患者之間的差別，是隨機性造成的結果。

- 世界上根本沒有上帝。禱告組和不禱告組患者之間的差別，是隨機性造成的結果。

310

　　我們可以照這個方式想出無限多種解釋。但我們先看看另一些解釋，它們同樣能解釋哈瑞斯的試驗結果：

- 因為代禱者只知道患者的名，所以禱告大多沒有打中目標。但其中有些歪打正著，所以禱告組的狀況確實比不禱告組好一點。
- 所有禱告都會打中目標，但代禱者很不會禱告，所以禱告組只比不禱告組好一點。
- 所有禱告都會打中目標，但代禱者很厭煩為某個王大頭禱告二十八天卻完全不知道這個人狀況如何。所以第一天時禱告非常棒，確實、高強又夠力，但到了第二十八天就變成「親愛的耶穌兄，請幫弗瑞德解決他的問題，阿門」。但一開始很讚的禱告還是足以讓禱告組好一點。

　　由上述舉例我們可以得知，哈瑞斯的資料大概有一百萬種解釋方式，意思是他的實驗不大能讓我們知道哪些解釋是正確的。我不是對哈瑞斯吹毛求疵。許多隨機對照試驗（以及前瞻性世代研究）也有相同問題。別忘了，赫爾的超高度加工食物研究，並沒有明確提出參與者為什麼會攝取較多超高度加工食物，只說他們確實如此。

　　回到上帝這個話題。有人或許會說（而且我基本上也同意），只要探討的是宗教話題，實驗的參考價值就會降低，因為（如果上帝確實存在）研究上帝如何做工的不確定性更高。

　　如果要探討的是藥物，我們對基本資料會有共識，例如化學結構，或是體內藥物越多，越可能產生明顯效果，無論效果是好是壞。但是探討禱告時，基本原則就比較模糊，有人甚至會說無法得知。禱告的化學結構是什麼？禱告越多「效果」會越好嗎？禱告者的宗教信仰必須和接受者相同嗎？這類問題和答案有無限多。

　　精確的解釋重要嗎？畢竟上帝做工的方式十分神祕。換句話說，我們不需要了解一樣東西如何發揮作用，還是可以運用它。我們不了解愛如何發揮作用，仍然可以結婚、生子、買房子。這個主張指出，同樣的，我們真的需要知道禱告如何發揮作用嗎？只要證明它有用不就好了嗎？

　　我不確定是這樣。這裡我們必須回頭談談事實之橋：我認為吸菸如何導致肺癌的解釋支持了肯定的結論。

　　但我們暫且放下所有神學問題，只從表面看結果。就邏輯上而言，接下來的問題是：它的效果如何？著手研究之前，哈瑞斯等人發明了一個量表，度量心血管病房患者經驗的糟糕程度。本質上，他們的方法是針對患者可能出現的併發症指定一個「點數」，舉例來說，如果患者需要裝置臨時心律調整器，就是3分。如果患者死亡，就是6分。每名患者有（或沒有）併發症時，把所有分數累加起來，就像高爾夫球一樣，狀況越糟，點數越高。

　　禱告組的狀況比不禱告組好多少呢？這個嘛，如果把禱告組所有分數相加，再除以患者人數，平均每名患者是7.0點。

如果對不禱告組進行相同的計算，結果是⋯⋯平均每名患者6.2分。差距大約是1分，這代表禱告組患者的併發症嚴重程度比不禱告組少一級。這對個別患者是什麼意思？有一種可能性是，這位患者沒有得到心室性心搏過速（4點），只得到3點的心臟傳導阻滯（3點）。或是一位患者沒有死亡（6點），而是心臟病發但是活了下來（5點）。這一分的差距在統計上顯著（p = 0.04），這是這項研究的重要結果。

但我們要談的是「上帝」，所以人類發明的量表不是度量患者狀況的最佳方法。我們或許應該把眼光放在最明確、最一翻兩瞪眼的結果：患者是死是活？不禱告組的患者有8.8％死亡，而禱告組中有9.0％患者死亡。這個差別相當小，也沒有達到統計高潮。那麼患者在加護病房和醫院裡待了多久呢？差別同樣非常小。

酸民或許會指出（他們真的這麼做了），這樣會顯得上帝的能力有限或上帝運用時標準不一：上帝明明能讓我們在醫院時的痛苦程度減少一級，但不能（或不想）減少我們住院的時間或延長生命。但同樣的，這說不定十分合理：上帝想讓我們少受點苦，但不能延長生命，因為最重要的是死亡。如果沒有死亡，生命又是什麼？

奇怪的事實來了：接受禱告的患者的死亡比例，其實比沒接受禱告的患者稍微高一點，但差距同樣相當小。我們該如何解釋這點？無神論酸民或許會咯咯笑著說，為別人禱告根本沒用，還會造成反效果。有宗教信仰的人或許會指出，可能有些

患者想早點死，上帝也答應了他們的請求。統計學家會說，這項研究中的所有差別，包括分數、住院時間和死亡等，都可能是隨機結果。

上述實驗之後的十年，又有幾項代禱臨床試驗發表。2009年，考科藍實證醫學資料庫研究五項代禱研究，參與者多達3389人，最後斷定禱告組和不禱告組之間的重要健康結果並沒有明顯差異（包含死亡）。

你們要怎麼解釋都可以。

致謝

Acknowledgments

　　首先要感謝 Dutton 出版公司的編輯 Stephen Morrow，謝謝你把這本書從只有一個媽媽看得懂，變成連我媽也看得懂。

　　爸媽，沒有你們的愛、照顧、支持、寬宏大量和永不止息的樂觀，不會有這本書。謝謝你們。

　　茱莉亞，你是我最重要的人。我愛死你了。還有謝謝你沒有跟我分手。米凱爾，你真的棒極了！謝謝你幫助我翻越人生的高牆。巴斯卡、凱琳和莫瑞爾，還記得我們穿一身黑衣，偷偷溜進自己的房子嗎？我現在還常這麼做。沃台克和瑞奇，我發誓有一天我一定會重拾高爾夫球桿，謝謝你們的免費療程。肯尼，你看的草稿已經有點過時。安德魯，謝謝你審閱書稿。克勞蒂雅，如果需要把電子產品寄到國外，我隨時可以幫忙。坎普斯，成為名譽 K 是我的榮幸。凱爾斯和克莉絲汀娜，下次我臉上如果有番茄醬，麻煩告訴我。妮娜，謝謝你的鼓勵和高山照片。威斯汀、西吉和萊卡，我很期待搬到友誼巷。東尼和派翠西亞，這本書有許多篇幅是在你的房子裡，在你的鼓勵支持下寫成的，很期待多做點園藝！諾奇，謝謝你常常舔我。

　　給 Elizabeth Choe：謝謝你在《成分》這個節目製作前，

幫我弄清楚它是什麼。謝謝 James Williams、Danielle Steinberg 和國家地理團隊的其他成員協助 Elizabeth 和我製作這個節目。（如果你們想做第二季的話……現在應該是好時機！）Susan Hitchcock 促成了「寫一本書」這件事，先邀請我進入國家地理，又介紹我認識她的經紀人 Jane Dystel，現在她也是我的經紀人。

Jane 的電子郵件可以讓我們從幕後一窺這本書的誕生：

只是好奇
察看
再次察看
我需要跟你談一下
我真的需要跟你談一下
提案！！！

Jane，謝謝你，我是說真的。

如果沒有 Sue Morrissey、Glenn Ruskin、Dave Smorodin、Flint Lewis 和 ACS 的人力資源部門，讓我離開半年完成這本書，之後又讓我回來，這本書不可能完成。給為 ACS 的慷慨負起重擔的 Hilary Hudson，謝謝你在我暫時離開時負責帶領部門。給 Reactions 團隊的其他成員，謝謝你們糾正我，不然我一直以為 Stevie Nicks 是紐約尼克隊的球員。

Caitlin Murray，你讓我避開了好幾次地雷，如果我早幾

個月傳草稿給你，你敏銳細心的評論會格外有用。謝謝你從來不限制我。Hannah Feeney，謝謝你的紙條，它們讓我專注在目標上。Kaitlin Kall，我們沒見過面，但我一看到封面上的芝多司生殖器圖騰，就感受到同道中人的幽默感。Lorie Pagnozzi，你把十一號的 Times New Roman 字體變成超級好讀的內頁。David Chesanow，我知道我們對逗點的意見不同，但你抓出我所有與迪士尼相關的丟臉錯誤，所以我覺得我們的決鬥可以延期（我以後不會再把 A Whole New World 這首歌的作詞和作曲搞錯了）。給 Penguin Random House 法務團隊：謝謝你們的保障，抱歉芝多司圖騰的事。Dutton 作者和前鄰居 Daniel Stone，謝謝你告訴我接下來是什麼狀況，也謝謝你的威士忌。John Essigmann，除了在半夜一點安慰一個剛失戀的大學生，你本來有更有趣的事可做，但你還是起床這麼做了；MIT 有了你，變得更溫暖、更友善。

許多科學家試讀過這本書，指出錯誤並提供補充資料。Regina Nuzzo 是統計學大師。Jay Kaufman 是流行病學的良心。Alyson van Raalte 和 Michal Engelman 是人口統計學的大神。John DiGiovanna 是太陽超級英雄。Dennis Bier，有話想講隨時打電話給我。Tyler VanderWeele，謝謝你讓我旁聽你的課。Katherine Flegal，謝謝你找出錯誤。Walter Willett 儘管可能不同意這本書 90％ 的內容，依然十分熱心溫暖。Dylan Small，謝謝你讓我亂入你的因果介入派對。David Jones，謝謝你 2006 年要我寫那些文章。Cherie Pucheu-Haston，謝謝你的電

子郵件寫得那麼詳細。David Spiegelhalter，抱歉在排定的訪問遲到了二十分鐘，我真的不知道是怎麼回事。

還有許多人慷慨奉獻時間來確認本書內容正確，包括 Ken Albala、David Allison、Charlie Baer、Ray Barbehenn、Bob Bettinger、Doug Brash、Dan Brown、Kelly Brownell、Vincent Cannataro、David Chan、Peter Constabel、Alyssa Crittenden、Jennifer DeBruyn、Patti deGroot、Brian Diffey、Joanna Ellsberry、Scott Evans、Cree Gaskin、Chris Gardner、Ros Gleadow、Sander Greenland、Gordon Guyatt、Kevin Hall、Bill Harris、Stephen Hecht、Melonie Heron、Missy Holbrook、Casey Hynes、John Ioannidis、Gulnaz Javan、Nishad Jayasundara、Lene Jespersen、Tim Johns、Chantal Julia、Martijn Katan、David Klurfeld、Susanne Knøchel、David Kupstas、Tracy Lawson、Bill Leonard、James Letts、Lucy Long、David Madigan、Ramsey Markus、Fabian Michelangeli、Carlos Monteiro、Leif Nelson、Laura Niedernhofer、Brian Nosek、Sam Nugen、Betsy Ogburn、Uli Osterwalder、Chirag Patel、Andreas Sashegyi、David Savitz、Leonid Sazanov、Katia Sindali、Kat Smith、George Davey Smith、Bernard Srour、Vas Stavros、Dawnie Steadman、Michael Stepner、Diana Thomas、Bob Turgeon、Peter Ungar、Lee-Jen Wei、Bob Weinberg、Forest White、Torsten Will、Adam Willard、Sera Young 以及 Stan Young。

最後但同樣重要的，就是讓我成為現在的我的每個人，謝謝你們：Bassem Abdallah、Hilary Bowker、Maggie Abu-Fadil Chiniara、Samira Daswani、Alex Frank、Max Hunt、Tara Nicholas、Mike Rugnetta、Gabriel Sekaly、Alex Snider、Lisa Song以及 Amandine Weinrob。

INSIDE　25

成分迷思　解讀健康新聞的10堂通識課
Ingredients
The Strange Chemistry of What We Put in Us and on Us

作　　者　喬治・翟登（George Zaidan）
譯　　者　甘錫安
責任編輯　林慧雯
封面設計　蔡佳豪

編輯出版　行路／遠足文化事業股份有限公司
總 編 輯　林慧雯
社　　長　郭重興
發行人兼
出版總監　曾大福
發　　行　遠足文化事業股份有限公司　代表號：（02）2218-1417
　　　　　23141新北市新店區民權路108之4號8樓
　　　　　客服專線：0800-221-029　　傳真：（02）8667-1065
　　　　　郵政劃撥帳號：19504465　戶名：遠足文化事業股份有限公司
　　　　　歡迎團體訂購，另有優惠，請洽業務部（02）2218-1417分機1124、1135
法律顧問　華洋法律事務所　蘇文生律師
特別聲明　本書中的言論內容不代表本公司／出版集團的立場及意見，
　　　　　由作者自行承擔文責。

印　　製　韋懋實業有限公司
初版一刷　2021年12月

定　　價　420元

國家圖書館預行編目資料

成分迷思：解讀健康新聞的10堂通識課
喬治・翟登（George Zaidan）著；甘錫安譯
一初版─新北市：行路出版，
遠足文化事業股份有限公司發行，2021.12
面；公分
譯自：Ingredients: The Strange Chemistry of What We Put
in Us and on Us
ISBN　978-626-95376-0-0（平裝）
1.食物　2.營養　3.化學成分　4.通俗作品
411.3　　　　　　　　　　　110018507